有床義歯技工

歯科技工学実習トレーニング

関西北陸地区歯科技工士学校連絡協議会　編

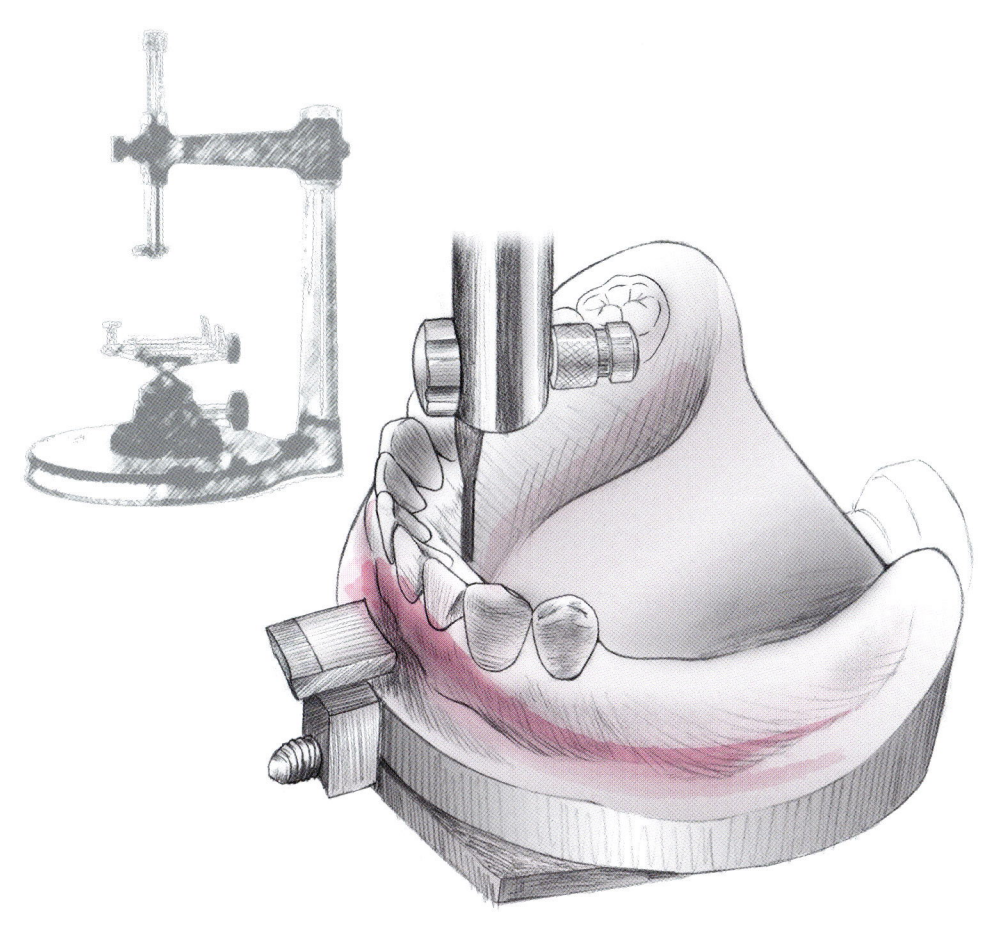

医歯薬出版株式会社

関西北陸地区歯科技工士学校連絡協議会

京都歯科医療技術専門学校
大阪大学歯学部附属歯科技工士学校
大阪歯科大学医療保健学部口腔工学科
新大阪歯科技工士専門学校
東洋医療専門学校
日本歯科学院専門学校
富山歯科総合学院

科目担当編集委員（令和7年1月現在）

上西　永司（主担）
有井　貴彦
柿本　和俊
倉田　浩二
黄　　育清
紺道　雅人
林　　佳世子

This book is originally published in Japanese
under the title of :

YUSHOGISHIGIKO
SHIKAGIKOGAKU JISSHU TORENINGU
(Training of Dental Technology
—Dental Technology for Removable Dentures)

Editor:

KANSAI-HOKURIKUCHIKU SHIKAGIKOSHIGAKKO
RENRAKU-KYOGIKAI

© 2011 1st ed.

ISHIYAKU PUBLISHERS, INC.
　7-10, Honkomagome 1 chome, Bunkyo-ku,
　Tokyo 113-8612, Japan

発刊の序

　1978年に関西地区歯科技工士学校連絡協議会で『歯科技工学実習帳　有床義歯技工学』を発刊して以来，折にふれて内容の追加や変更を繰り返しながら「実習帳」は多くの養成機関・学生に活用されてきた．その一方で，この間，歯科技工士教育はさまざまな見直しがなされ，そのバイブル的存在である教本（全国歯科技工士教育協議会編）についても2007年に抜本的な改革が行われ，「新歯科技工士教本」として刷新された．また，「歯科技工士国家試験出題基準」も見直され，2012年より新しい出題基準での資格試験がスタートすると聞いている．まさにいまは歯科技工士教育の変革期といえる．

　そのようななか，「実習帳」についても現在の教育内容に沿ったものとするために再編集を行い，装いも新たに『有床義歯技工　歯科技工学実習トレーニング』として発刊することとなった．

　本書の編集にあたっては，全国の養成機関でどのような実習内容を行っているかの情報を収集するため，はじめにアンケート調査をお願いさせていただいた．各養成機関には快くご協力・ご回答いただき，まずは心よりお礼を申し上げたい．アンケート調査の結果，実習内容は多岐に渡っていることから「実習帳」の内容をベースにすることが妥当であるとの判断に至り，そのうえで現在の教育内容との整合性をはかれるよう加筆，修正を行うこととした．また，使用材料や指導法が養成機関により異なることから，使用材料についてはできる限り記載欄を設け，その他指示事項や実習のなかで気づいた点などを学生自身が適宜記入できるように，極力スペースに余裕のあるレイアウトを心がけた．

　時世に伴う諸事情により少ない編集委員での作業となり，また製作期間も1年足らずと短かったため不十分な点もあろうかと思うが，大いに活用いただき，さらなる内容の充実をはかるためにもお気づきの点やご批判などを賜わりたい．

平成23年3月

関西北陸地区歯科技工士学校連絡協議会
科目担当編集委員　町　　博之（主担）
　　　　　　　　　有井　貴彦，伊東　香織
　　　　　　　　　上西　永司，倉田　浩二
　　　　　　　　　中西　正泰，林　佳世子
　　　　　　　　　平井　　稔

有床義歯技工
歯科技工学実習トレーニング

CONTENTS

全部床義歯

I 印象採得に伴う操作
1. 研究用模型の製作……4
2. 個人トレーの製作……4
3. 作業用模型の製作……11

II 咬合採得に伴う操作
1. 咬合床の製作……14
2. 咬合器装着……22

III 人工歯排列
1. 人工歯排列……26
2. 咬合の確認……40

IV 歯肉形成
1. ワックスの盛り上げ……44
2. 唇・頰側の形成……45
3. 舌・口蓋側の形成……47
4. 床縁の処理……48
5. 表面の仕上げ……48

V 埋没および重合
1. 埋没の前準備（歯型の採得）……50
2. 一次埋没……51
3. 遁路の設定……52
4. 二次埋没……53
5. 三次埋没……54
6. 流ろう……55
7. レジン塡入……56
8. レジン重合……57
9. 割り出し……57

VI 咬合器再装着と人工歯の削合，研磨
1. 咬合器再装着……60
2. 選択削合……62
3. 自動削合……70
4. 形態修正……72
5. 研　磨……74

部分床義歯

I 印象採得に伴う操作
1. 研究用模型の製作……80
2. 個人トレーの製作……80
3. 作業用模型の製作……85

II 咬合採得に伴う操作
1. 咬合床の製作……88
2. 咬合器装着……91

III 設計に伴う操作
1. 仮設計……94

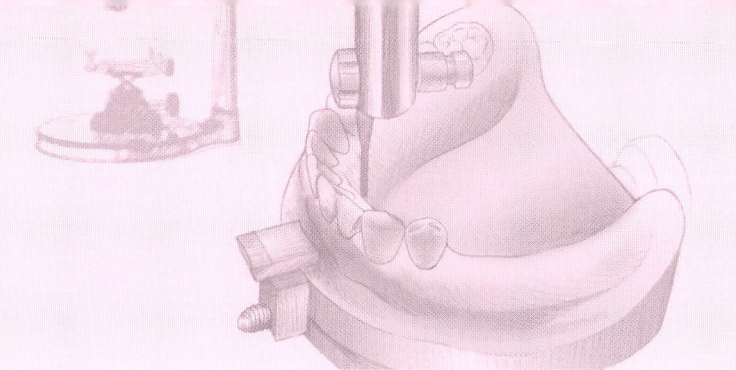

② サベイング……94
③ 床，クラスプ，バーの外形線描記……98
④ ブロックアウト，リリーフ……100

Ⅳ クラスプの製作

a 鋳造鉤…………………………103
<耐火模型上でパターンを形成する方法> 104
① 耐火模型の製作……104
② 表面処理……105
③ ワックスアップ……106
④ 埋没，鋳造……108
⑤ 熱処理……109
⑥ 研　磨……109
<作業用模型上でパターンを形成する方法> 110
① パターン形成……110
② 埋没，鋳造……110
③ 熱処理……110
④ 研　磨……110

b 線　鉤…………………………113
① クラスプの屈曲……114
② レストの製作……118

Ⅴ バーの製作

a 鋳造バー………………………123
<耐火模型上でパターンを形成する方法> 124
① 耐火模型の製作……124

② 表面処理……124
③ ワックスアップ……124
④ 埋没，鋳造……124
⑤ 熱処理……124
⑥ 研　磨……124
<作業用模型上でパターンを形成する方法> 125
① パターン形成……125
② 埋没，鋳造……126
③ 熱処理……126
④ 研　磨……126

b 屈曲バー………………………127
① バーの長さ測定……128
② バーの屈曲……128
③ 研　磨……130

Ⅵ 人工歯排列，削合

① 人工歯排列……132
② 削　合……133

Ⅶ 歯肉形成

① ワックスの盛り上げ……136
② 唇・頰側の形成……136
③ 舌・口蓋側の形成……136
④ 床縁の処理……137
⑤ 表面の仕上げ……137

CONTENTS

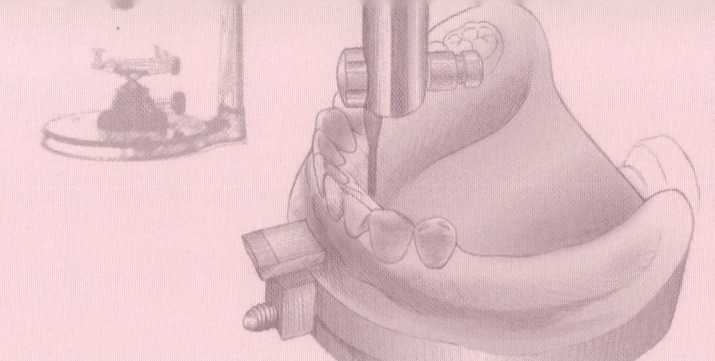

VIII 埋没および重合

＜加熱重合法＞……140
1. 埋没準備……140
2. 一次埋没……141
3. 遁路の設定……141
4. 二次埋没……142
5. 三次埋没……142
6. 流ろう……143
7. レジン塡入……144
8. レジン重合……145
9. 割り出し……145

＜流し込み法＞……146
1. 埋没準備……146
2. 一次埋没……146
3. シリコーンコア採得……146
4. 流ろう……147
5. レジン重合……148

IX 咬合調整と研磨

1. 咬合調整……150
2. 研　磨……151

金属床義歯

金属床義歯の製作
1. 作業用模型の製作……156
2. 床外形線の記入……156
3. 設　計……157
4. ポストダムの付与またはビーディング……158
5. リリーフ，ブロックアウト……158
6. 複印象および耐火模型の製作……160
7. 耐火模型の表面処理……164
8. 設計線の複写……164
9. ワックスアップ……164
10. スプルー線の植立……167
11. 埋　没……168
12. 流ろう……169
13. 鋳　造……169
14. 研　磨……170

■**本書の使用方法**　〈　〉内は，実習で使用する材料名，道具名などを記入して下さい．
　　　　　　　　　【　】内は，実習で使用する製品名を記入して下さい．
　　　　　　　　　（　）内は，量や時間，長さ，大きさなどの数値を記入して下さい．

全部床義歯

Ⅰ 印象採得に伴う操作

〔実習の概要〕

精密な印象採得を行うためには，患者さんの顎堤や粘膜の状態に適した個人トレーを製作する必要がある．

ここでは，既製トレーを十分観察したうえで，全部床義歯における個人トレーの製作方法を習得する．

●使用材料
（1）石膏
（2）パラフィンワックス
（3）シートワックス
（4）絆創膏
（5）レジン分離剤またはワセリン
（6）トレー用レジン（常温重合レジン）
（7）モデリングコンパウンド
（8）磨き砂
（9）酸化亜鉛粉末，酸化クロム

●使用機器
（1）ゴム陰型
（2）ラバーボウル
（3）スパチュラ
（4）バイブレーター
（5）鉛筆，色鉛筆，油性ペン
（6）筆
（7）デザインナイフ
（8）彫刻刀
（9）ワックス形成器
（10）アルコールトーチ
（11）トレー用レジン専用ボウル，ヘラ
（12）切削・研磨器具[※]
（13）ノギス，デンタルメジャー
（14）真空練和器

※切削・研磨器具

セパレーティングディスク，タングステンカーバイドバー，スチールバー，ラウンドバー，フィッシャーバー，カーボランダムポイント，ダイヤモンドポイント，シリコーンポイント・ディスク・ホイール，硬毛・軟毛ブラシ，バフ（フェルトコーン・ホイール，シャモアホイールなど），ペーパーディスク・コーン（粗，細）など

I 印象採得に伴う操作

〔製作順序〕

❶ 研究用模型の製作

研究用模型は概形印象よりつくる模型で，診査・診断および治療計画の立案などに用いる．また，精密印象時に使用する個人トレー製作にも用いる．

① 石膏を必要量とり，計測した水と練和する．
〈　　　　　〉石膏【　　　　　　】
上顎：(　　　　) g，水 (　　　　) ml
下顎：(　　　　) g，水 (　　　　) ml

② バイブレーターを用いてゴム陰型に石膏泥を注入する．
陰型　上顎：【　　　　　　　】
　　　下顎：【　　　　　　　】

③ 石膏硬化後（　　分後），ゴム陰型から取り出す．

❷ 個人トレーの製作

患者さんの顎堤の形態や粘膜の状態に適した個人トレーを製作することで，印象材の厚さが一定となり，精度のよい印象が得られる．

❶ 床外形線の記入
唇・頰部などの動きやすい可動粘膜と，歯肉などの硬くて動かない不動粘膜の境界部にあたる歯肉唇・頰移行部に設定する．各小帯部は避け，上顎の口蓋後縁部は軟口蓋と硬口蓋の境目（アーライン）に設定する．

❷ トレー外形線の記入
解剖学的印象では床外形線と一致させ，機能印象では床外形線より2〜3mm短く設定する．ただし，どちらの印象方法においても上顎の口蓋後縁部は床外形線よりもやや長めに設定する．

Check Point!

臨床では，歯科医師が既製トレーを用いて採得した印象（概形印象）から研究用模型を得る．そのため，模型の側面，辺縁部はトリミングが必要になる．

石膏泥は一方向から注入し，気泡の発生を防ぐ．
石膏泥は振動を与えることで流動性がよくなる（チクソトロピー）．
模型の各部が鮮明かつ完全に再現されるように製作する．

治療計画に基づいて選択した印象方法によって，リリーフ，スペーサーおよびストッパーの位置，形態が異なる．

臨床では，歯科医師が口腔内を診査し，研究用模型に記入する．

印象採得の方法は2種類あり，それによってトレー外形線の位置が異なる．

全部床義歯

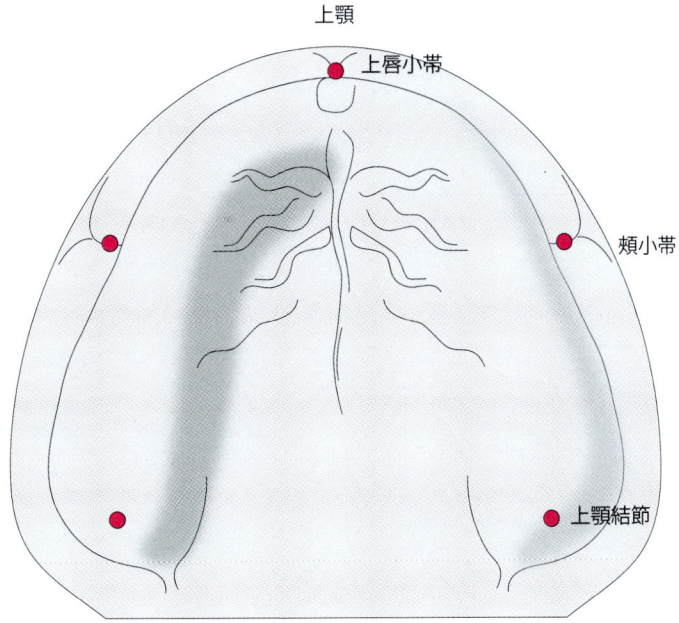

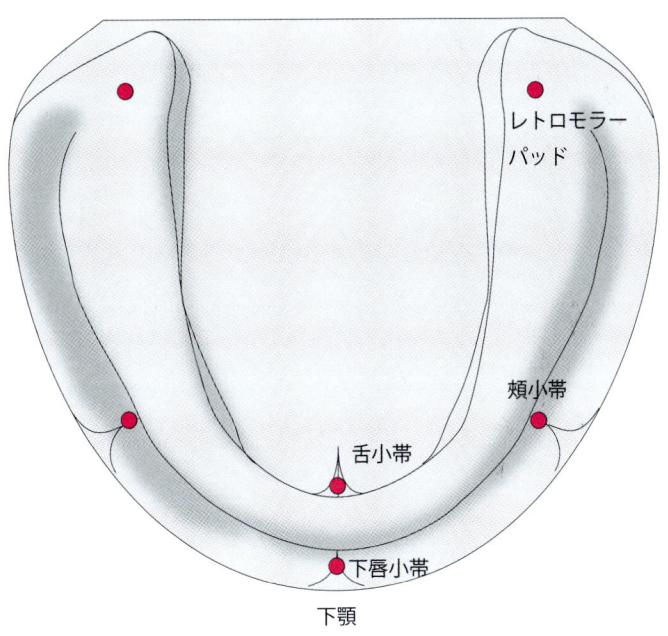

I 印象採得に伴う操作

❸ リリーフ，ブロックアウト

　粘膜は部位によって被圧変位量が異なるため，咬合圧を受けると義歯が不安定になる場合がある．そこで，印象圧を小さくする部位にシートワックス，絆創膏などを貼りつけてリリーフを行う．

　また，顎堤のアンダーカットが強い場合には，パラフィンワックスなどでブロックアウトを行う．

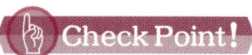

① リリーフする場所を設計する．

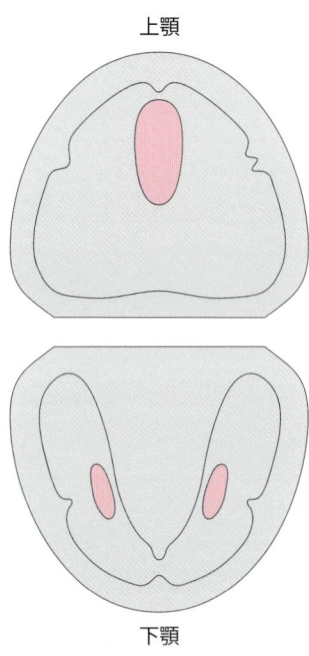

上顎

下顎

② シートワックスもしくは絆創膏でリリーフを行う．

	リリーフする場所	シートワックス	絆創膏
上顎	口蓋隆起部	(#　　)，(　　)枚	(　　)枚
	切歯乳頭部	(#　　)，(　　)枚	(　　)枚
	フラビーガム	(#　　)，(　　)枚	(　　)枚
		(#　　)，(　　)枚	(　　)枚
		(#　　)，(　　)枚	(　　)枚
下顎	下顎隆起部	(#　　)，(　　)枚	(　　)枚
	フラビーガム	(#　　)，(　　)枚	(　　)枚
		(#　　)，(　　)枚	(　　)枚
		(#　　)，(　　)枚	(　　)枚

③ アンダーカット部をパラフィンワックスでブロックアウトする．

全部床義歯

> **Check Point!**
> スペーサーを設けない場合もある．

4 スペーサーの設置

スペーサーとは，個人トレーと顎堤粘膜との間に一定の厚さの印象材が介在するように設ける間隙である．

① パラフィンワックスもしくはシートワックスを軟化させる．

② 気泡を巻き込まないように注意しながら研究用模型に圧接する．

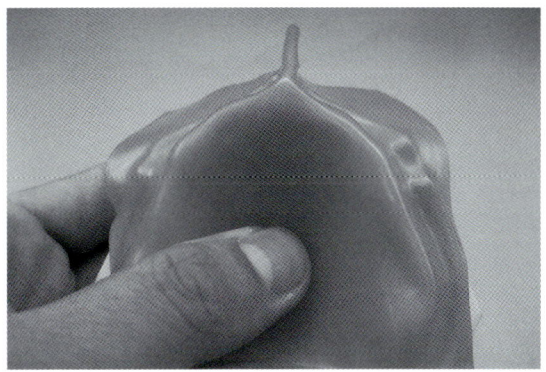

③ トレー外形線に沿って，デザインナイフなどで切除する．

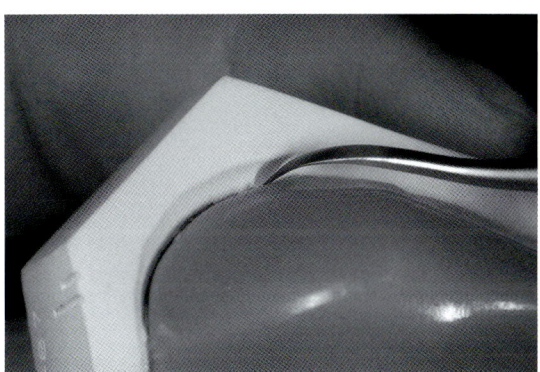

④ 圧接したワックスの辺縁を溶着する．

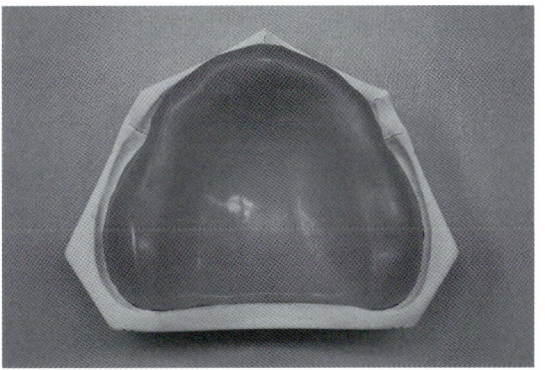

Ⅰ 印象採得に伴う操作

❺ トレー用レジンの圧接

① 前処置の終了した研究用模型にワセリンやレジン分離剤を塗布する．

ワセリンまたはレジン分離剤【　　　　　　】

② トレー用レジンを計量する．

トレー用レジン【　　　　　　】

上顎：粉（　　　）g，液（　　　）ml

下顎：粉（　　　）g，液（　　　）ml

③ 専用のボウルとヘラを用いてトレー用レジンを練和する．

④ トレー用レジンが餅状になったら3mmの厚さに伸ばし，気泡を巻き込まないように研究用模型に圧接する．

⑤ トレー用レジンが硬化する前に，彫刻刀などで細部の修正や余分なレジンの切除を行う．最終的に2mmの厚みになるように調整していく．

Check Point!

均一な厚みに伸ばすことができるトレーモールドを用いる場合もある．

全部床義歯

Check Point!
トレーの柄は，印象採得時に口唇，頬および舌の運動を妨げない位置，方向に取りつける．また，口腔内への挿入と撤去がしやすい形態にする．
トレー用レジンの圧接時に，柄を同時に製作する場合もある．

❻ 柄，フィンガーレストの形成，取りつけ

① トレーの柄を形成して，トレー本体に取りつける．

② フィンガーレストを形成し，上顎は口蓋中央部，下顎は小臼歯部に取りつける．

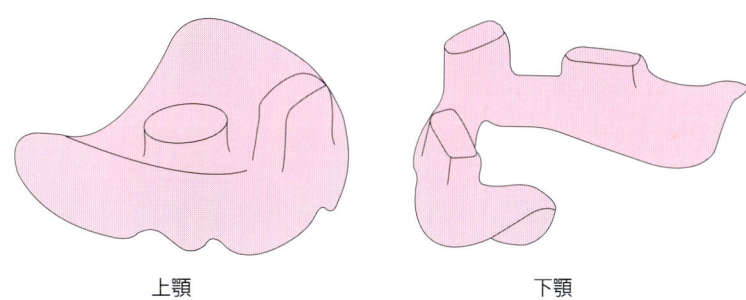

上顎　　　　　　　　下顎

❼ 形態修正

① トレー用レジンが硬化したら，研究用模型から取りはずす．

② トレー外形線に一致するように辺縁を〈　　　　　　〉で整え，表面の厚さを〈　　　　　　〉で調整する．

③ 〈　　　　　　〉を用いて研磨する．

I 印象採得に伴う操作

❽ 印象材の溢出路の付与

加圧印象時に圧が逃がせない場合には，印象材の溢出路を設ける場合がある．

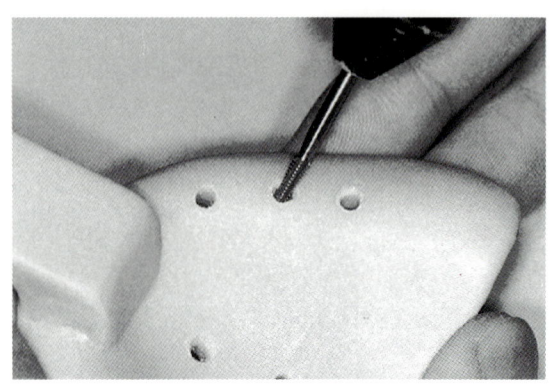

❾ モデリングコンパウンドの付与

機能印象用のトレーでは，歯科医師が2〜3mm短くした辺縁部にモデリングコンパウンドを添加して患者の口腔内に挿入後，機能運動を指示する．

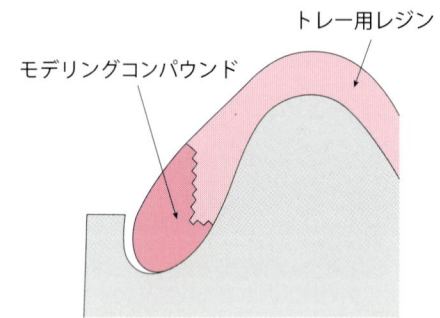

全部床義歯

❸ 作業用模型の製作

　作業用模型は，個人トレーで採得した精密印象よりつくる模型で，義歯の製作に用いられるため慎重に取り扱わなければならない．

① 真空練和器を用いて石膏を練和する．
　　〈　　　　　〉石膏【　　　　　　　】
　　上顎：（　　　　）g，水（　　　　）ml
　　下顎：（　　　　）g，水（　　　　）ml

② バイブレーターを用いてゴム陰型に石膏泥を注入する．
　　陰型　上顎：【　　　　　　　】
　　　　　下顎：【　　　　　　　】

③ 石膏硬化後（　　　　分後），ゴム陰型から取り出して形態を整える．

Check Point!

臨床では，歯科医師が個人トレーを用いて採得した印象（精密印象）から作業用模型を得る．そのため，印象辺縁部の保護と注入する石膏の厚みを確保するためボクシングを行う必要がある．

変形を防止するため模型の厚さは最低10 mm必要である．

Ⅱ 咬合採得に伴う操作

〔実習の概要〕

　無歯顎の患者さんは歯がすべて失われているため，歯を基準として咬合状態を記録することができない．そこで，有歯顎時の解剖学的，形態的および機能的事項を参考にしてその状態を記録する必要がある．この操作を咬合採得といい，咬合床を製作して行う．
　ここでは，咬合床の製作方法について習得する．

●使用材料
（1）リリーフ材（鉛箔，シートワックス，絆創膏）　（2）パラフィンワックス
（3）レジン分離剤　　　　　　　　　　　　　　（4）トレー用レジン（常温重合レジン）
（5）石膏，水　　　　　　　　　　　　　　　　（6）ワセリン

（6）は，スプリットキャスト法で咬合器に装着する場合．

●使用機器
（1）鉛筆　　　　　　　　　　　　　　（2）ワックス形成器
（3）彫刻刀　　　　　　　　　　　　　（4）アルコールトーチ
（5）咬合器　　　　　　　　　　　　　（6）バイトリムフォーマー
（7）ノギス，デンタルメジャー　　　　（8）ラバーボウル
（9）スパチュラ　　　　　　　　　　　（10）切削・研磨器具[※]

（6）は，バイトリムフォーマーを用いて咬合堤を製作する場合．
※切削・研磨器具については，p.3 参照．

Ⅱ 咬合採得に伴う操作

〔製作順序〕

❶ 咬合床の製作

咬合床は基礎床と咬合堤で構成されており，口腔内の上下顎の位置関係を記録し，咬合器上に再現するために製作される．

1 床外形線の記入
「Ⅰ　印象採得に伴う操作」に準ずる．

2 基準線の記入
咬合床製作のための基準や人工歯排列の参考となる基準線を記入する．

① 仮想正中線を記入する．
　　上顎：切歯乳頭，口蓋縫線，左右口蓋小窩の中点を結ぶライン
　　下顎：下唇小帯，舌小帯と，左右レトロモラーパッド頂点を結ぶ線の中
　　　　　点を結ぶライン

② 前歯部歯槽頂線（I）と臼歯部歯槽頂線（M）を記入する．

③ レトロモラーパッド部の基準線を記入する．
　　レトロモラーパッド前縁（R）と，後縁の垂直的高さの1/2部（R・H）

全部床義歯

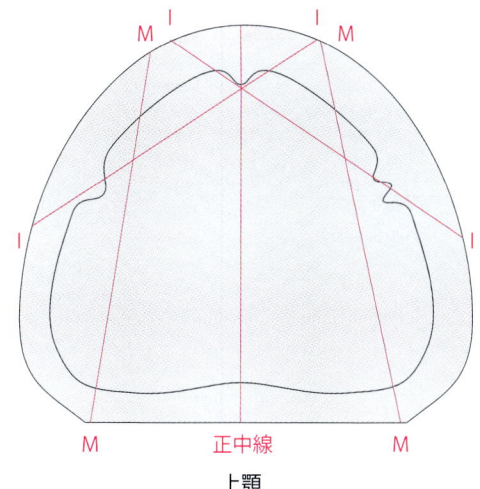
上顎

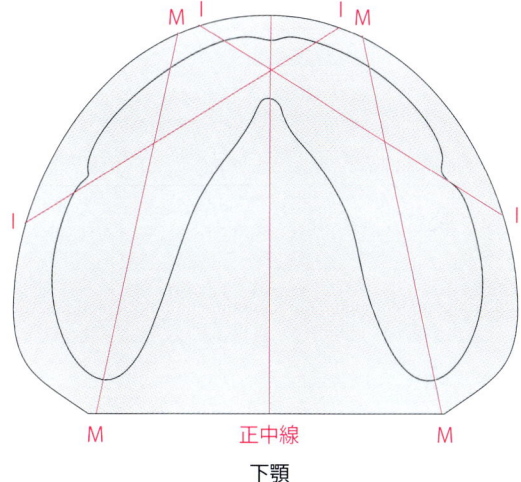
下顎

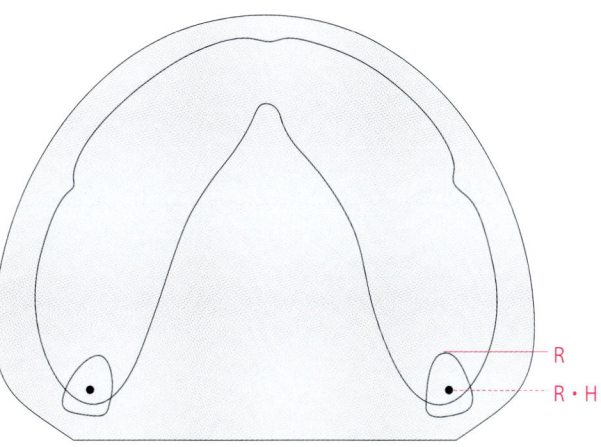

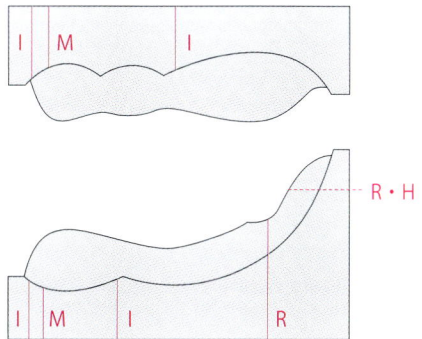

Ⅱ 咬合採得に伴う操作

❸ 作業用模型の修正

① ブロックアウトを行う(「Ⅰ 印象採得に伴う操作」参照).

② リリーフを行う(「Ⅰ 印象採得に伴う操作」参照).

リリーフする場所	使用材料	厚み・枚数
		mm, 枚
		mm, 枚
		mm, 枚
		mm, 枚
		mm, 枚
		mm, 枚
		mm, 枚

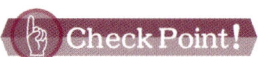

臨床では,歯科医師から指示があった場合に行う.

③ 口蓋後縁部の封鎖を確実にし,義歯の吸着をよくするために,上顎作業用模型の口蓋後縁部を削除する(ポストダム).

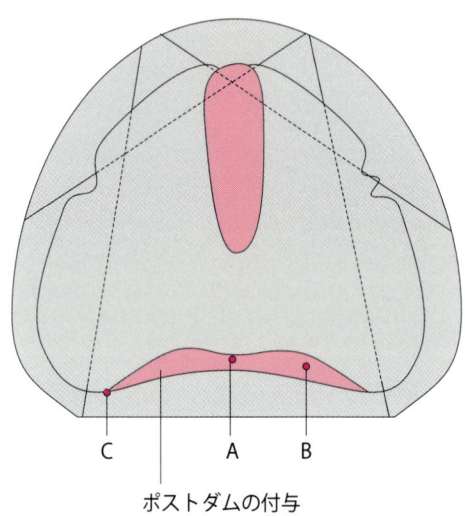

ポストダムの付与

部位	深さ	幅
A:正中部	0.3〜1.0 mm	1.5〜2.0 mm
B:両側部	0.8〜1.5 mm	2.5〜3.0 mm
C:結節部	自然移行し,0 mm	

全部床義歯

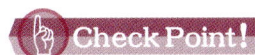 Check Point!

④ 基礎床の製作

1. 使用材料の要件

① 咬合圧に耐えるだけの強度がある．

② 口腔内温度で変形しない．

③ 技工操作が容易である．

④ 適合性に優れている．

2. 基礎床の製作手順

① レジン分離剤を薄く塗布する．
　レジン分離剤【　　　　　　　】

歯槽頂部は人工歯排列の妨げにならないように，やや薄く仕上げる．

② トレー用レジンを圧接する．
　トレー用レジン【　　　　　　　】
　上顎：粉（　　　）g，液（　　　）ml
　下顎：粉（　　　）g，液（　　　）ml

⑤ レジン硬化後，タングステンカーバイドバーで辺縁を整え，ペーパーコーンで仕上げる．

Ⅱ 咬合採得に伴う操作

5 咬合堤の製作

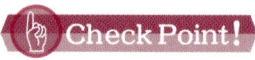

咬合堤は失われた歯と顎堤に相当し，人工歯が排列される部分となる．咬合採得を容易にし，治療時間を短縮するために標準値で製作する．

	前歯部	臼歯部	
		小臼歯部	大臼歯部
幅	約5 mm	約7 mm	約10 mm
高さ	上顎：床辺縁部から22 mm 下顎：床辺縁部から18 mm	上顎：床辺縁部から18 mm 下顎：レトロモラーパッドの1/2	
位置	切歯乳頭から8〜10 mm前方		

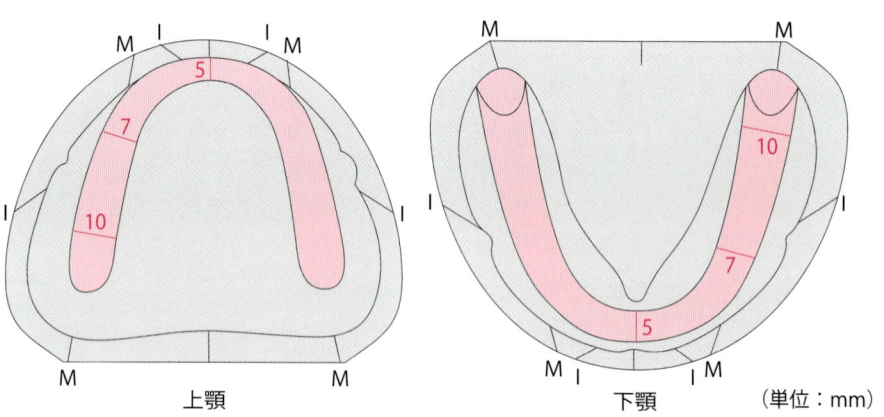

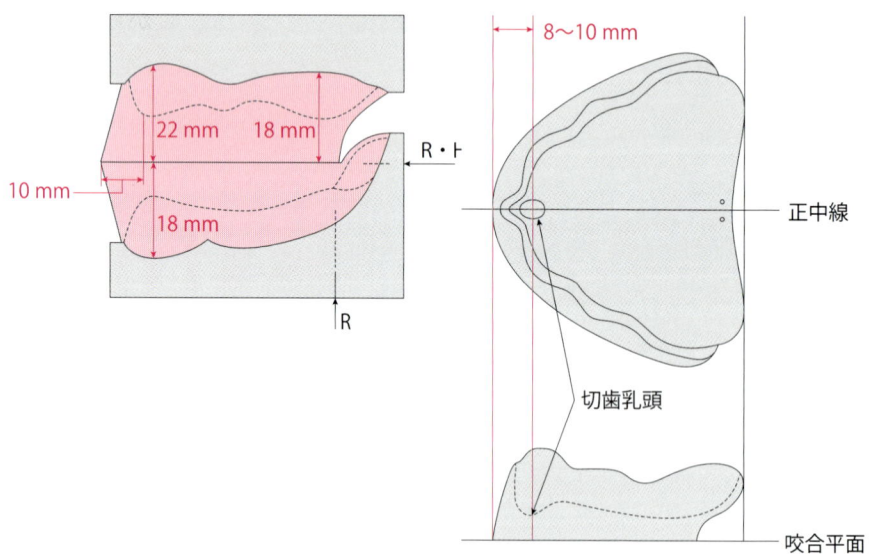

（全国歯科技工士教育協議会編：新歯科技工士教本　有床義歯技工学. 医歯薬出版, 東京, 2007より）

全部床義歯

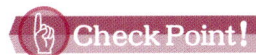

＜パラフィンワックスを重ね合わせる場合＞

① パラフィンワックスを裁断後，重ね合わせてワックス形成器で焼きつける．その後，馬蹄形に曲げながら基準線に合わせて，基礎床に焼きつける．

　　パラフィンワックス　【　　　　　　　　】

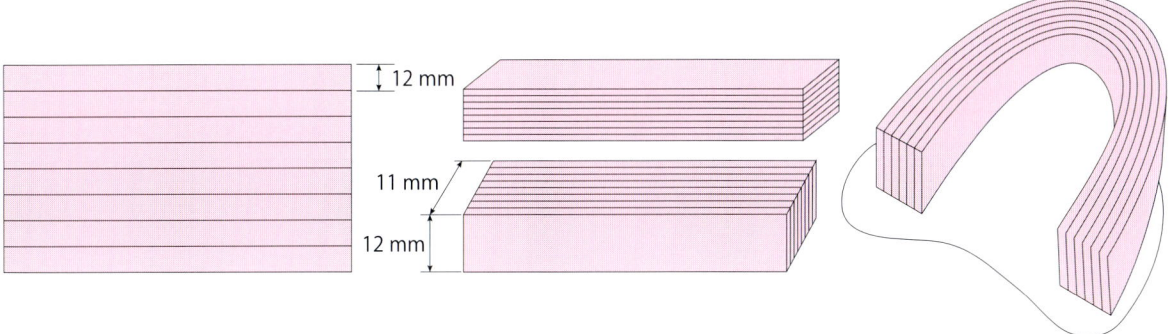

② 咬合平面部をペーパーコーンで平滑に仕上げる．

③ 咬合平面部以外はアルコールトーチで滑沢に仕上げる．

＜パラフィンワックスをロール状にする場合＞

① 1枚のパラフィンワックスを均一に軟化し，気泡を入れないように約1.5 cm幅のロールを製作する．その後，馬蹄形に曲げながら基準線に合わせて，基礎床に焼きつける．

　　パラフィンワックス　【　　　　　　　　】

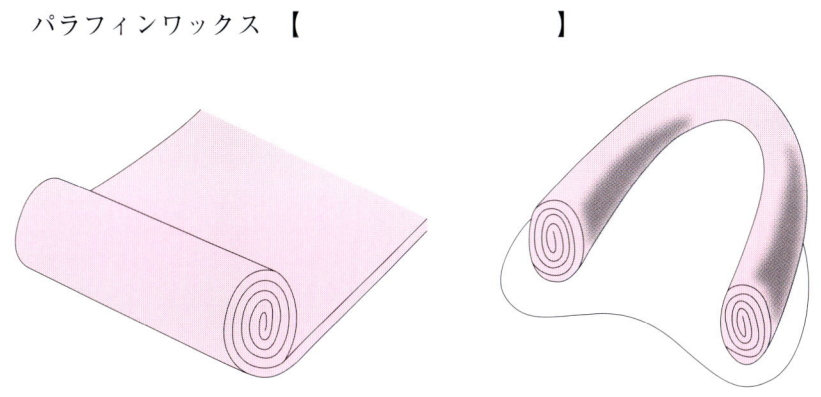

② 咬合平面部をペーパーコーンで平滑に仕上げる．

③ 咬合平面部以外はアルコールトーチで滑沢に仕上げる．

II 咬合採得に伴う操作

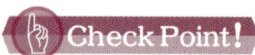

＜バイトリムフォーマーを用いる場合＞

① バイトリムフォーマーに溶かしたパラフィンワックスを流し込む．その後，基準線に合わせて微調整をし，基礎床に焼きつける．

パラフィンワックス　【　　　　　　　　】

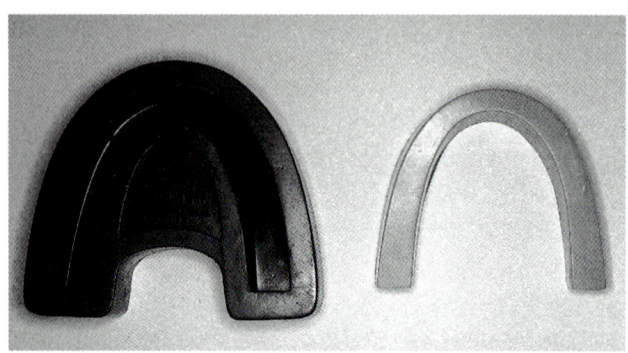

② 咬合平面部をペーパーコーンで平滑に仕上げる．

③ 咬合平面部以外はアルコールトーチで滑沢に仕上げる．

■リムスケール（咬合床計測器）の活用

　リムスケールは，模型から得られるすべての情報を記録し，このガイドライン（正中部，歯槽頂線，犬歯の位置，切歯乳頭など）に基づいて咬合堤の形をあらかじめ描記し，それに従って咬合堤をつくることのできる計測器である．本体と，同形のセルロイド板からなっている．上顎用と下顎用があり，セルロイド板を取り替えることによって，すべての模型に適用することができる．本体には補綴学的歯槽頂線を記入するための歯槽頂上の基準点が記入できるように正中部，左右犬歯部，左右大臼歯部の5カ所に穴があけられている．

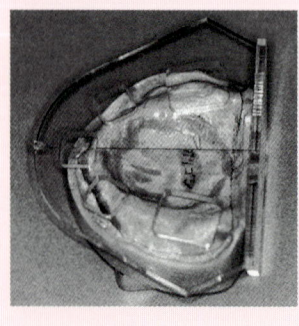 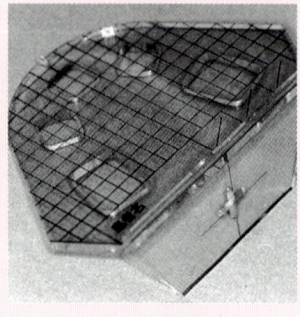

全部床義歯

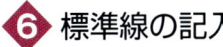

臨床では咬合床完成後，歯科医師が咬合採得および，標準線の記入を行う．

⑥ 標準線の記入

彫刻刀で正中線，上唇線，下唇線，口角線を記入する．

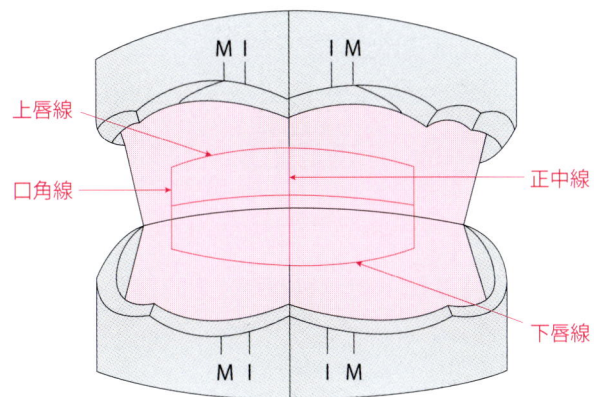

■**人工歯排列時の方法（上顎法，下顎法）と咬合堤下縁位置の関係**

上顎法：歯科医師による咬合平面の設定時，上顎前歯部咬合堤下縁が安静時の上唇下縁よりもやや下方に設定される．

下顎法：歯科医師による咬合平面の設定時，上顎前歯部咬合堤下縁が安静時の上唇下縁と同じ高さに設定される．

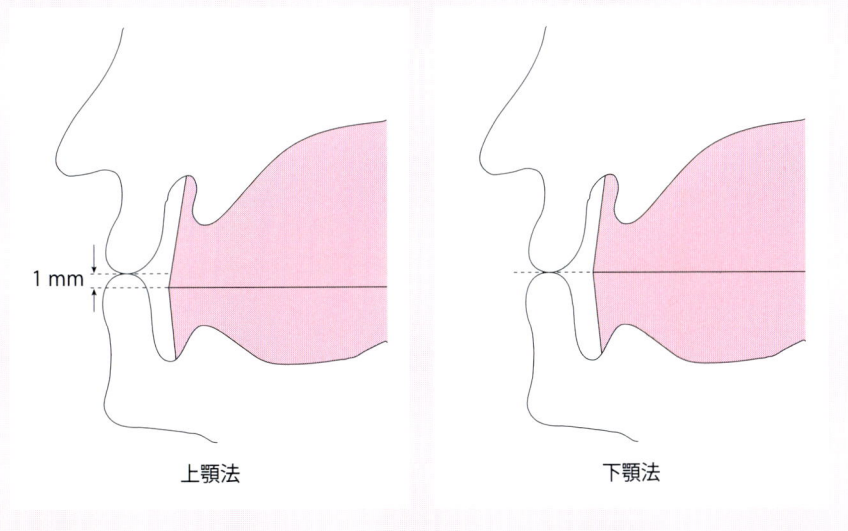

II 咬合採得に伴う操作

❷ 咬合器装着

患者さんの上下顎の位置関係を咬合床を介して咬合器上に再現する．

咬合平面板を用いて解剖的な平均値に上顎模型を装着する方法（平均値咬合器）と，フェイスボウを用いて顔面頭蓋に対する上顎の位置を記録し，同じ位置関係で上顎模型を装着する方法（半調節性咬合器）があるが，ここでは平均値咬合器を用いる．

咬合器【　　　　　】

1．前準備

① 咬合器のネジの緩みがないかを確認する．

② 咬合器に咬合平面板を装着する．

2．咬合器装着の手順

＜作業用模型を咬合器に直接装着する場合＞

① 〈　　　　　　　〉を用いて，上下顎模型の基底面にアンダーカットを付与する．

② 上下顎模型を（　　　）分間吸水させる．

③ 〈　　　　　〉を用いて，咬合床を装着した上顎模型を咬合平面板に固定する．

④ 石膏と水を計量する．
　　〈　　　　　〉石膏【　　　　　　　】（　　　）g，
　　水（　　　）ml

⑤ ラバーボウルとスパチュラを用いて石膏を練和する．

⑥ 上顎模型基底面のアンダーカット部に石膏泥を満たし，残りの石膏泥を咬合器の上弓に盛り上げる．

> Check Point!
>
> 咬合平面に上顎模型を設置したとき，模型基底面が上弓に接触するようならトリミングして高さを調節する．

全部床義歯

Check Point!
上弓を閉じるとき上顎模型が動いて位置が狂うことがあるので，上顎模型を軽く手で固定しながら行う．
石膏の膨張による切歯指導釘の浮き上がりに気をつける．

⑦ 咬合器の上弓をゆっくりと閉じて，上顎模型を咬合器に装着する．

⑧ 咬合平面板を取りはずして下顎模型と上顎模型を咬合させ，〈　　　　〉で固定する．

⑨ 石膏と水を計量する．
〈　　　　〉石膏【　　　　　　】（　　　）g，
水（　　　）ml

⑩ ラバーボウルとスパチュラを用いて石膏を練和する．

切歯指導釘が切歯指導板に接するまで上弓を閉じる．

⑪ 上顎模型と同様に，石膏泥で下顎模型を装着する．

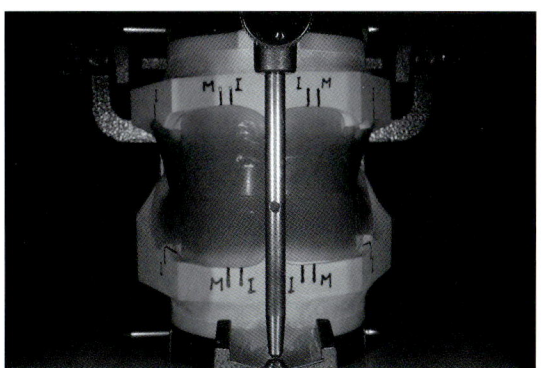

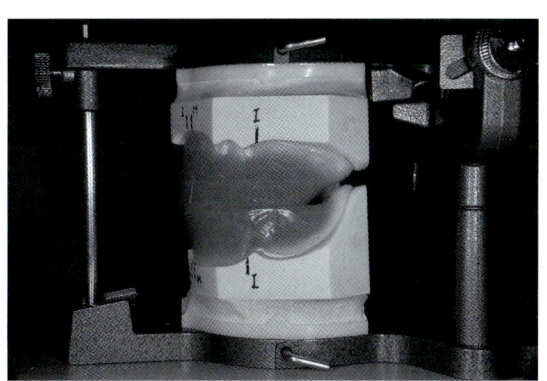

Ⅱ 咬合採得に伴う操作

＜スプリットキャスト法で装着する場合＞

① 上下顎模型の基底面をモデルトリマーで平面に削除する．

② 〈　　　　　　　　　　　〉を用いて，模型基底面にV字溝またはU字溝を形成する．

③ 模型基底面にワセリンを薄く塗布する．

④ 〈　　　　　　　　　　〉を用いてボクシングする．

⑤ ＜作業用模型を咬合器に直接装着する場合＞の③〜⑤と同じ操作をする．

⑥ 上顎模型のボクシング内面に石膏泥を満たした後，上弓を閉じて咬合器に装着する．

⑦ ＜作業用模型を咬合器に直接装着する場合＞の⑧〜⑪に準じて下顎模型を装着する．

> **Check Point!**
> スプリットキャスト法を用いると，レジン重合後の咬合器再装着や半調節性咬合器の顆路傾斜の調節が容易に行える．

III 人工歯排列

〔実習の概要〕

　全部床義歯は人工歯と床が一体となることで機能が発揮されるため，人工歯排列は義歯の正否を左右する重要な要素である．前歯部では審美性ならびに発音機能を，臼歯部では咀嚼機能を重視する必要がある．
　ここでは，上顎法での人工歯排列について理解する．

●使用材料
（1）人工歯　　　　　　　　　　　　（2）咬合紙
（3）パラフィンワックス

●使用機器
（1）咬合器　　　　　　　　　　　　（2）アルコールトーチ
（3）ワックス形成器　　　　　　　　（4）デンタルメジャー
（5）切削・研磨器具※

※切削・研磨器具については，p.3参照．

Ⅲ 人工歯排列

〔製作順序〕

① 人工歯排列

1. 人工歯の排列順序

人工歯の排列順序としては，上下顎の前歯部人工歯を排列後，臼歯部人工歯を排列するのが一般的である．臼歯部を排列する順序によって，上顎法と下顎法がある．

〈上顎法〉

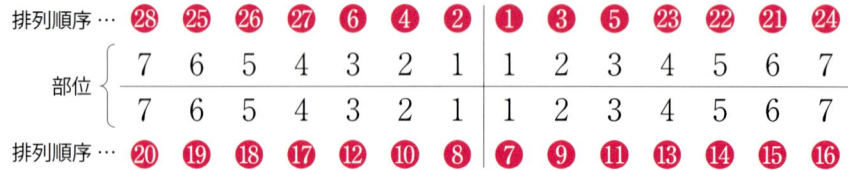

〈下顎法〉

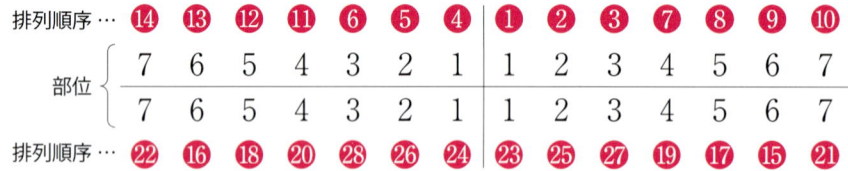

〈ギージー法〉

ここでは上顎法での排列を前提としているが，下顎法でも排列順序が変わるだけで排列の基本は変わらない（p. 42 参照）．

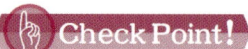

上顎法，下顎法によって咬合採得時に設定される咬合平面が異なるので（p. 21 参照），臨床では歯科医師への確認が必要となる．

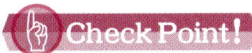

2. 人工歯排列における一般的な留意事項

① 人工歯に付着しているソフトワックスは排列前に必ず除去する．

② 人工歯の歯軸を正確に見極めるため，維持部カラーを露出させておく．

③ 人工歯の切縁・尖頭・咬頭頂などで下顎の咬合堤に圧痕をつけないように注意する．

④ 前歯部排列時には切歯指導釘をはずしてもよいが，臼歯部排列時には必ず装着する．

⑤ 人工歯間は間隔をあけずに接触点を完全に回復する．

⑥ 人工歯を捻転，傾斜させることで個性的排列を表現することもある．

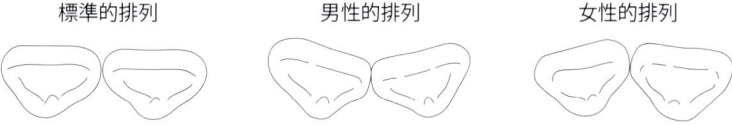

切縁傾斜を変えることによって個性を表現する

上顎犬歯，第一小臼歯の間は，前・臼歯の排列状態により 0.5〜1.0 mm の間隔ができることがある（テンチの間隙）．

III 人工歯排列

❶ 上顎前歯の排列

1|1

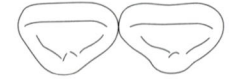

切 縁 観：正中線を挟んで，切縁が咬合堤外縁と平行になるようにする（標準的排列）．

唇側面観：切縁が下顎咬合堤と平行になるように歯軸を遠心に傾斜させ（標準87°），下顎咬合堤に接触させる．

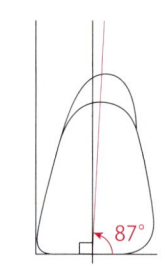

隣接面観：切縁は咬合堤外縁に沿わせ，歯頸部は咬合堤唇側面に一致させてから舌側に傾斜させる（標準80°）．

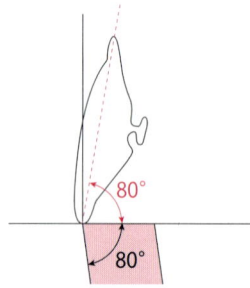

2|2

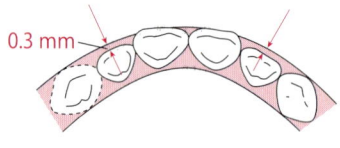

切 縁 観：1|1より切縁をやや舌側へ後退させ（0.3 mm），切縁を咬合堤外縁と平行にする．

唇側面観：切縁を下顎咬合堤から平行に0.5 mm 上げる．次に，切縁が下顎咬合堤と平行になるように，1|1より歯軸を遠心に傾斜させる（標準82°）．

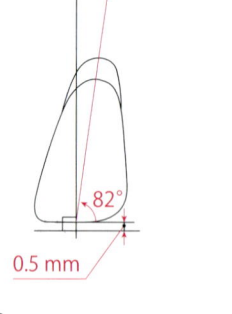

隣接面観：舌側に傾斜させる（標準82°）．

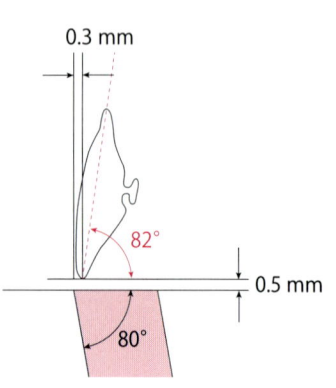

Check Point!

1|2の隣接面観における歯軸傾斜の相違に注意する．

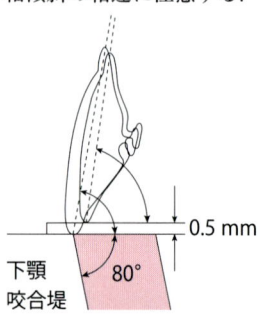

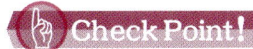

3|3

切縁観：尖頭を臼歯部咬合堤の歯槽頂線の延長線と一致させる．

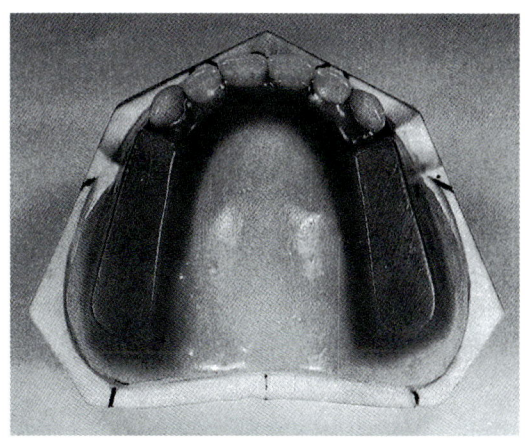

人工歯の歯根を想定し，歯根が重ならないように各人工歯の歯軸を考え，バランスよく排列する．

唇側面観：歯軸を遠心に傾斜させる（標準82°）．

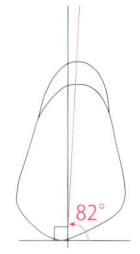

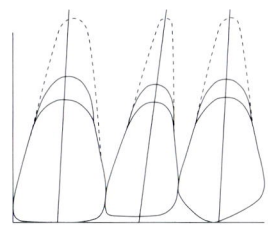

隣接面観：中心唇側面隆線を下顎咬合堤と直交させ，尖頭は下顎咬合堤の外縁から少し内側に排列する（標準90°）．

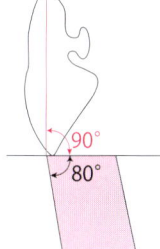

全部床義歯

Ⅲ 人工歯排列

❷ 下顎前歯の排列

$\overline{3\ 2\ 1\ |\ 1\ 2\ 3}$

切縁観：6本の切縁が円弧を呈するようにする．

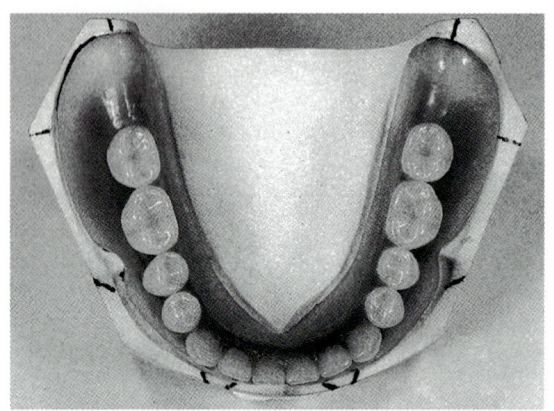

唇側面観：$\overline{1\ 2\ 3}$の切端と尖頭を揃える．

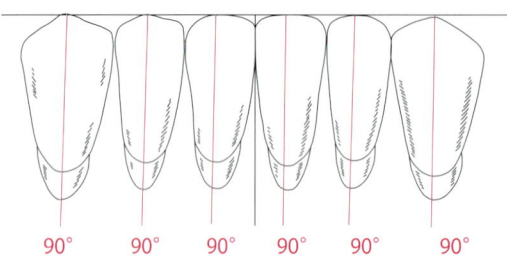

隣接面観：$\overline{1}$と$\overline{2}$は唇側に傾斜（切縁を唇側に，歯頸部を舌側に傾斜），$\overline{3}$は舌側に傾斜（切縁を舌側に，歯頸部を唇側に傾斜）させる．$\overline{2\ 1\ |\ 1\ 2}$の切縁は$\underline{2\ 1\ |\ 1\ 2}$の切縁から約1.5 mmの舌側面に接触させ，$\overline{3}$舌側面と$\overline{3}$唇側面の間には約3 mmの空隙を付与する．

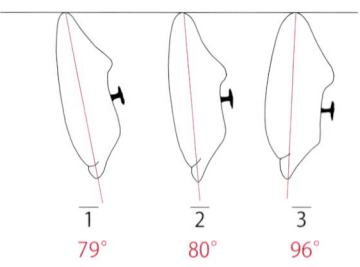

■オーバージェット（水平被蓋）・オーバーバイト（垂直被蓋）の考慮

被蓋には高さ，深さおよび被蓋角度がある．被蓋の高さと深さとの間には相関性があり，一般に高さが増加すると深さも増加する傾向にある．また，被蓋角度が小さくなると，高さ，深さともに減少する傾向にある．この関係は人工歯排列において考慮する必要がある．

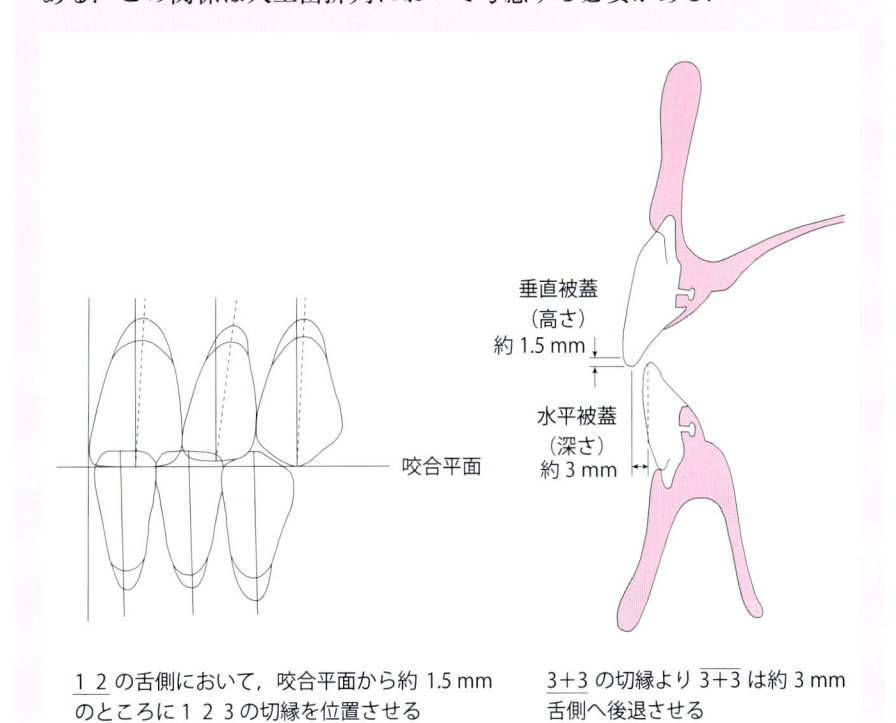

垂直被蓋（高さ）約 1.5 mm
水平被蓋（深さ）約 3 mm

1 2 の舌側において，咬合平面から約 1.5 mm のところに 1 2 3 の切縁を位置させる

3+3 の切縁より 3+3 は約 3 mm 舌側へ後退させる

III 人工歯排列

❸ 上顎臼歯の排列

<u>4|4</u>

咬合面観：中心溝を歯槽頂線の延長線上に一致させる．頬・舌側咬頭頂を結んだ軸の延長線は反対側の<u>6</u>を目指すようにする．

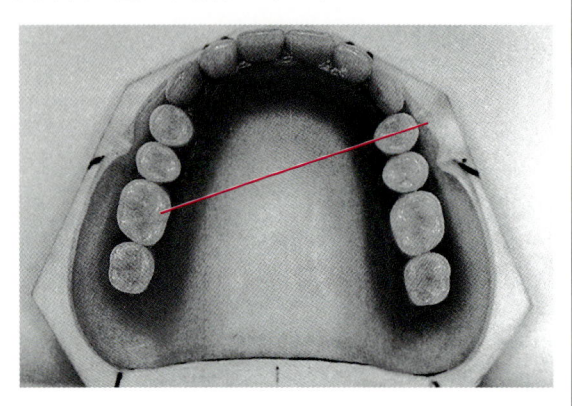

頬側面観：歯軸を遠心に傾斜させる（85〜88°，歯頸部をわずかに遠心に傾斜させる）．

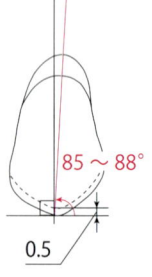

隣接面観：頬側面が下顎咬合堤の豊隆より外側に出ないようにし，舌側咬頭は下顎咬合堤から0.5 mm離す．<u>3</u>の尖頭から遠心隅角までの遠心切縁と<u>4</u>の咬合縁を一直線上に排列する．

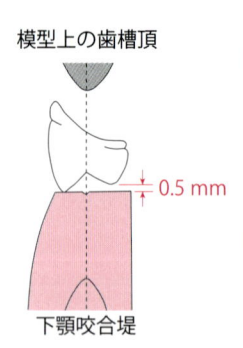

Check Point!

5|5

咬合面観：中心溝を歯槽頂線の延長線上に一致させる（4に一致させる）．

頬・舌側咬頭頂を結んだ軸を4と平行に排列する．

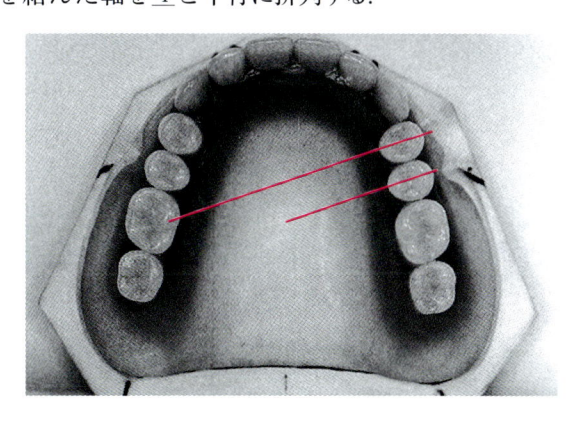

頬側面観：歯軸を下顎咬合堤と直交させる．

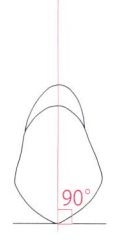

隣接面観：頬側咬頭，舌側咬頭ともに下顎咬合堤に接触させる．

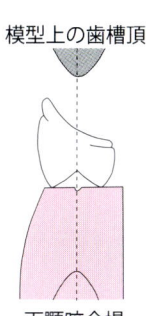

Ⅲ 人工歯排列

6|6

咬合面観：近心小窩と遠心小窩を連ねた線を歯槽頂線の延長線上に一致させ（黒線），4 5の頰側面と6の近心頰側面を一直線上に排列する（赤点線）．

4 5の頰・舌側咬頭頂を結んだ線と6の近心頰・舌側咬頭頂を結ぶ線は平行にする（赤実線）．

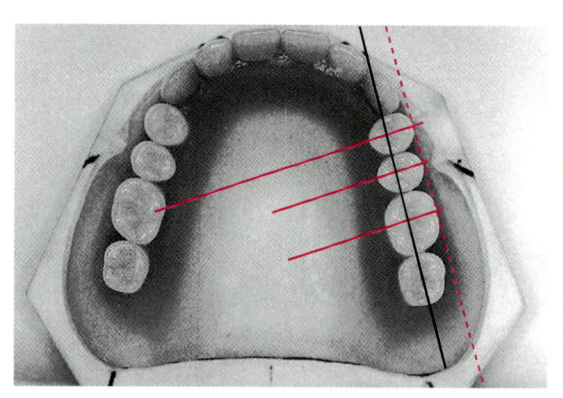

頰側面観：近心舌側咬頭のみ下顎咬合堤と接触させ，遠心舌側咬頭は0.5 mm，近心頰側咬頭は0.5 mm，遠心頰側咬頭は1.0 mm離す．

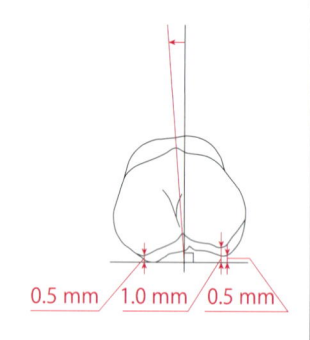

隣接面観：頰側咬頭を舌側咬頭よりも高くすることによって，側方的調節彎曲を付与する．

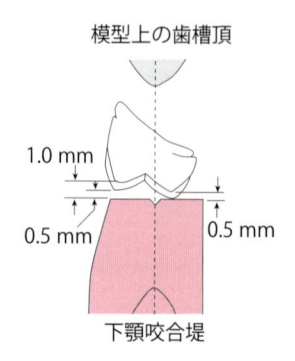

Check Point!

7|7

咬合面観：頬側面を 6 の頬側面と一直線上に排列する（赤点線）．4 5 頬・舌側咬頭頂を結んだ線と 6 7 の近心頬・舌側咬頭頂を結ぶ線は平行にする（赤実線）．

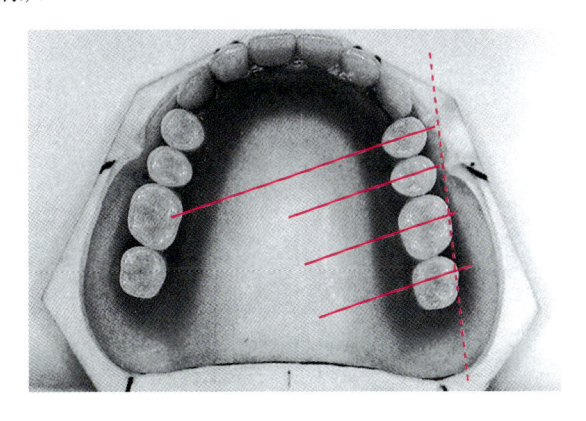

頬側面観：すべての咬頭頂を下顎咬合堤と接触させず，近心頬側咬頭は 1.5 mm，近心舌側咬頭は 1.0 mm，遠心頬側咬頭は 2.0 mm，遠心舌側咬頭は 1.5 mm 離す．

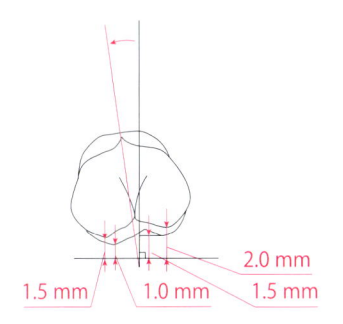

隣接面観：6 と同様にすることで，側方的調節彎曲を付与する．

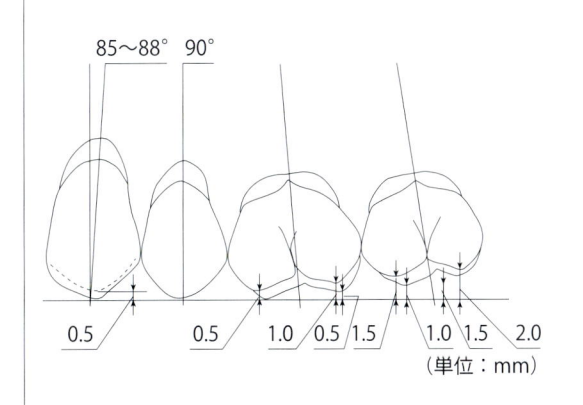

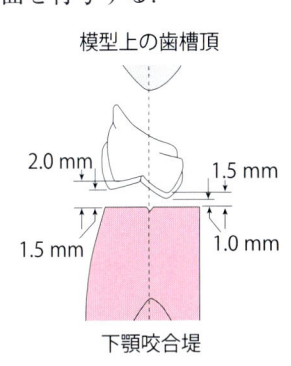

III 人工歯排列

❹ 下顎臼歯の排列

$\overline{6|6}$

咬合面観：中心溝を歯槽頂線の延長線上に一致させる．

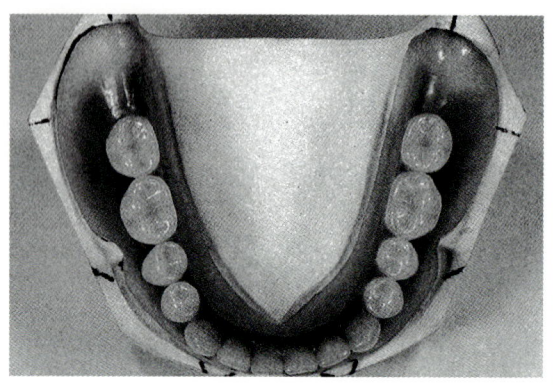

頰側面観：6̱の近心頰側咬頭と$\overline{6}$の頰側面溝を一致させ，5̱の歯冠幅の中央（1/2）から6̱の遠心咬頭までの間に排列する．

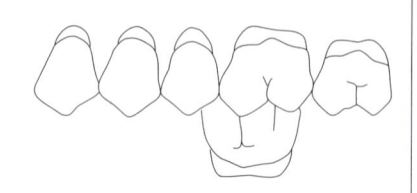

隣接面観：舌側に傾斜させ，5̱ 6̱の中心溝に頰側咬頭頂を嵌合させる．

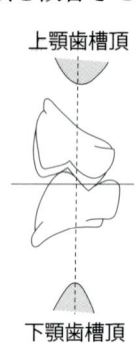

上顎歯槽頂

下顎歯槽頂

Check Point!

5̅|5̅

咬合面観：中心溝を歯槽頂線の延長線上に一致させる．

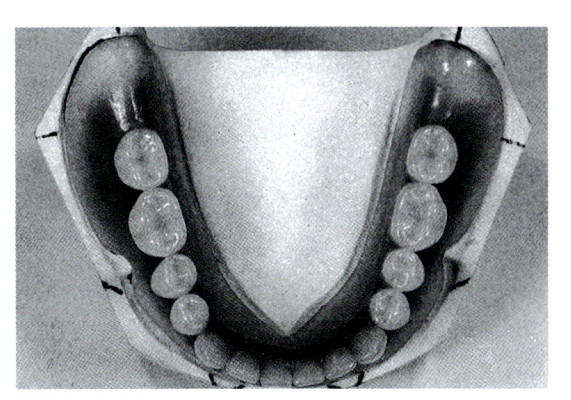

頰側面観：5̅の頰側咬頭を4̅ 5̅の辺縁隆線に嵌合させ，5̅の歯冠幅径の中央（1/2）から4̅の歯冠幅径の中央（1/2）までの間に排列する．

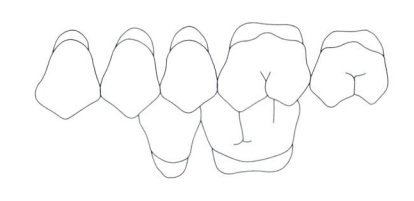

隣接面観：舌側に傾斜させ，4̅ 5̅の中心溝に頰側咬頭頂を嵌合させる．

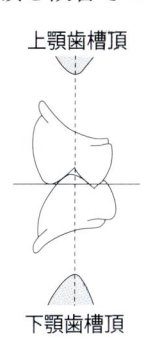

上顎歯槽頂

下顎歯槽頂

Ⅲ 人工歯排列

4|4

咬合面観：中心溝を歯槽頂線の延長線上に一致させる．

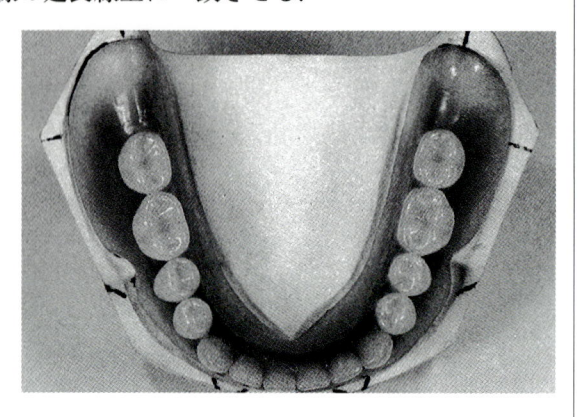

頰側面観：4̄の頰側咬頭を3̄ 4̄の辺縁隆線に嵌合させ，4̄の歯冠幅径の中央（1/2）から3̄の歯冠幅径の中央（1/2）までの間に排列する．

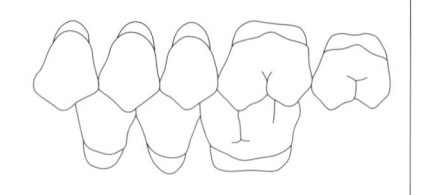

隣接面観：舌側に傾斜させ，3̄ 4̄の中心溝に頰側咬頭頂を嵌合させる．

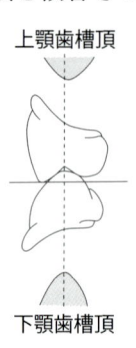

上顎歯槽頂

下顎歯槽頂

Check Point!

4̄ 5̄ 6̄は中心溝を連ねた線が直線となるように，また歯列弓が放物線を描くようにして，下顎顎堤上の安定した位置に排列するようにする．

この時点では1歯ずつの咬頭干渉の削合は行わないため，4̄の舌側咬頭は上顎歯と緊密に咬合していなくてもよい．

全部床義歯

Check Point!
頰舌的に遠心部が舌側寄りにならないように注意する．

7|7

咬合面観：中心溝を歯槽頂線の延長線上に一致させる．

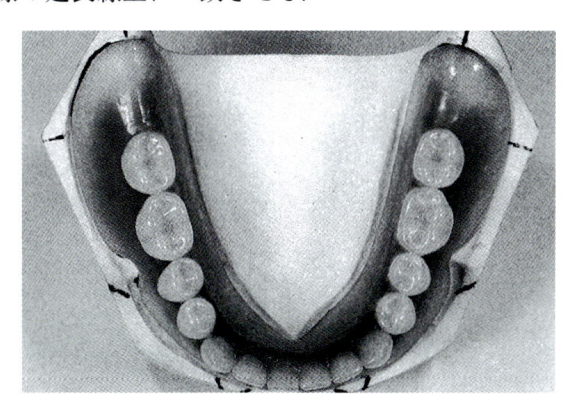

頰側面観：6 の遠心咬頭から 7 の遠心咬頭の間に排列する．

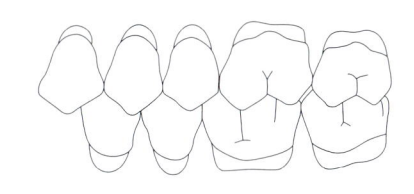

隣接面観：舌側に傾斜させ，7 の中心溝に頰側咬頭頂を嵌合させる．

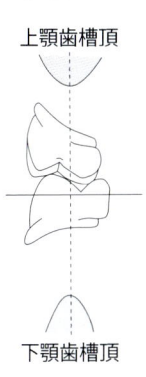

上顎歯槽頂

下顎歯槽頂

Ⅲ 人工歯排列

❷ 咬合の確認

① 排列が終わったら人工歯をパラフィンワックスで完全に固定する．

② 口蓋側から観察して，中心咬合位での嵌合状態を確認する．

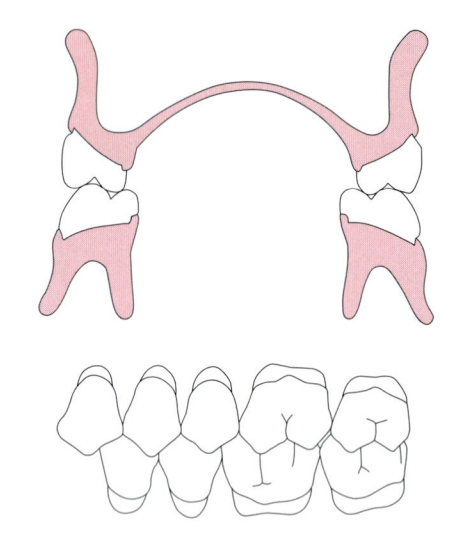

Check Point!

全部床義歯

Check Point!

③ 側方運動時における両側性平衡咬合を確認する．
咬合干渉が認められたら，咬合紙を介在させた状態で咬合器を運動させ，印記された部位を削合する．

おもに削合する部位は下図のとおりであるが，上顎舌側，下顎頰側を削合する場合は咬合高径が低くならないように注意する．

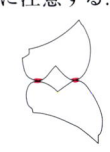

作業側：上顎頰側咬頭の内斜面と下顎頰側咬頭の外斜面との咬合を確認．
　　　　上顎舌側咬頭の外斜面と下顎舌側咬頭の内斜面との咬合を確認．

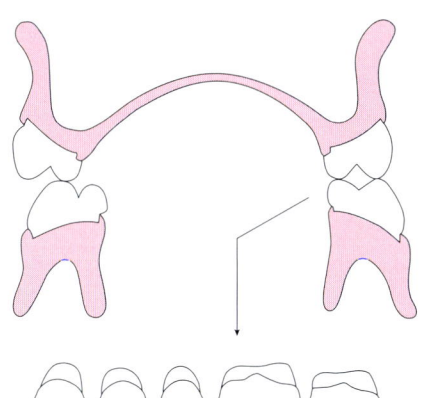

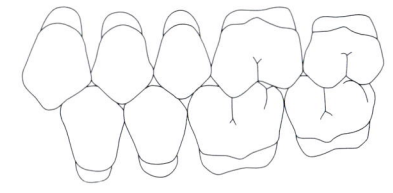

おもに削合する部位は下図のとおりであるが，上顎舌側，下顎頰側を削合する場合は咬合高径が低くならないように注意する．

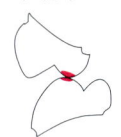

平衡側：上顎舌側咬頭の内斜面と下顎頰側咬頭の内斜面との咬合を確認．

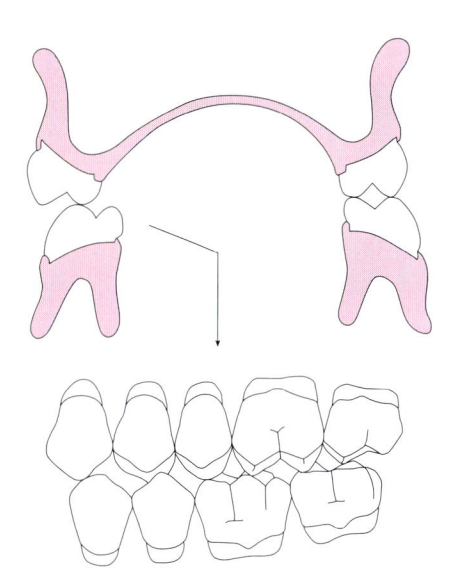

④ 前方運動時における上下顎前歯の切端咬合と，臼歯部の前方咬合小面の接触を確認する．
咬合干渉が認められたら，咬合紙を介在させた状態で咬合器を運動させ，印記された部位を削合する．

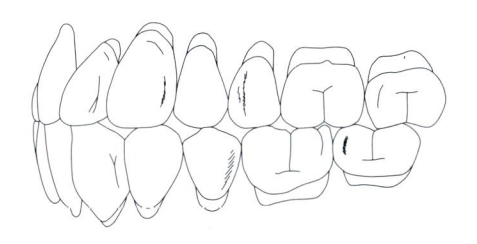

III 人工歯排列

■下顎法での前歯部排列法

下顎咬合堤を1 mmの深さで切り取り，その平面に合わせて上顎法と同じように排列する．

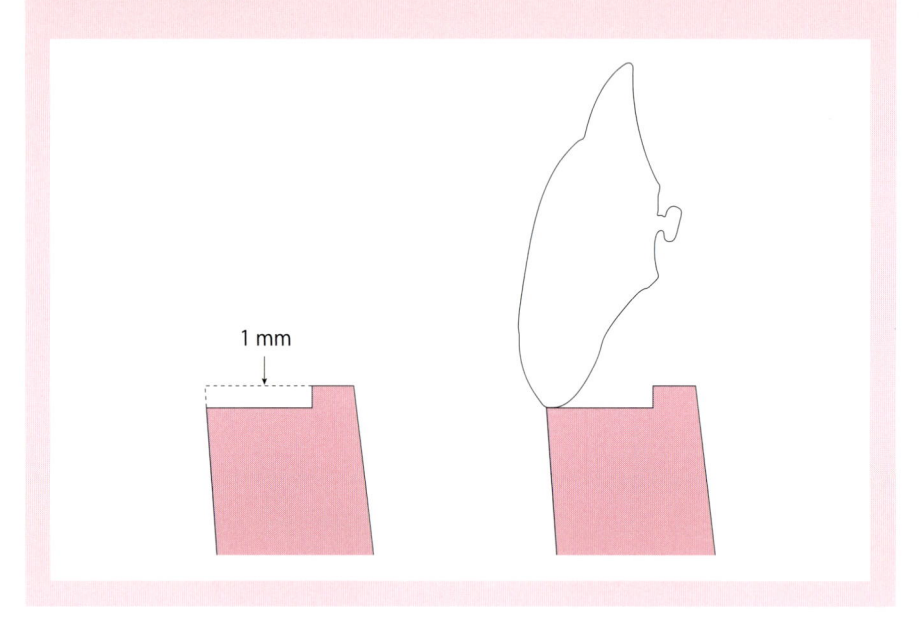

■下顎法での臼歯部排列法

上顎咬合堤の平面を基準として臼歯部人工歯の咬頭に間隙を設け，前後的・側方的調節彎曲を付与する．以下はその平均値である．

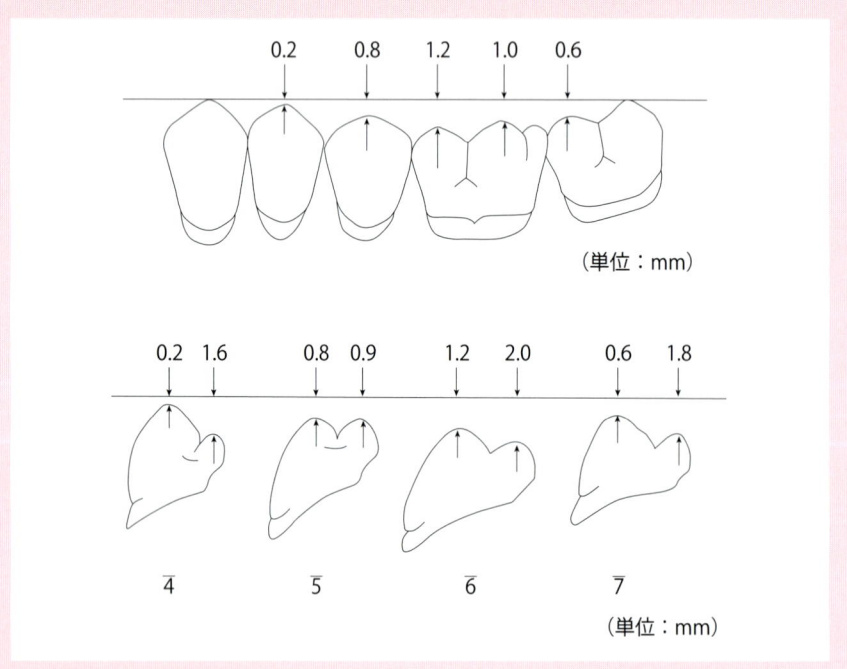

0.2　0.8　1.2　1.0　0.6

(単位：mm)

0.2　1.6　　0.8　0.9　　1.2　2.0　　0.6　1.8

$\overline{4}$　　$\overline{5}$　　$\overline{6}$　　$\overline{7}$

(単位：mm)

(全国歯科技工士教育協議会編：最新歯科技工士教本　有床義歯技工学. 医歯薬出版, 東京, 2017より)

Ⅳ 歯肉形成

〔実習の概要〕

　歯肉形成は，義歯床の唇・頰側部，舌側部などの形態をできるだけ自然に近い状態にするとともに，義歯の機能を向上させるために表面の形態を整える操作である．歯肉形成により，咀嚼，発音機能が回復し，外観あるいは審美性が改善される．
　ここでは，機能的および審美的な歯肉形成を習得する．

●使用材料
（1）パラフィンワックス

●使用機器
（1）ワックス形成器　　　　　　　　　（2）アルコールトーチ
（3）彫刻刀

IV 歯肉形成

〔製作順序〕

① ワックスの盛り上げ

① 正しい中心咬合位において，上下顎咬合床の辺縁を作業用模型の外形線に沿ってパラフィンワックスで溶着する．

② ワックス形成器を用いて，唇・頬側，舌側・口蓋側にパラフィンワックスを盛り上げる．

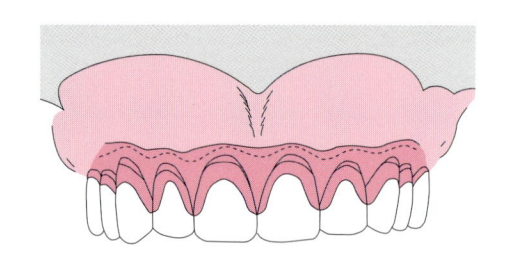

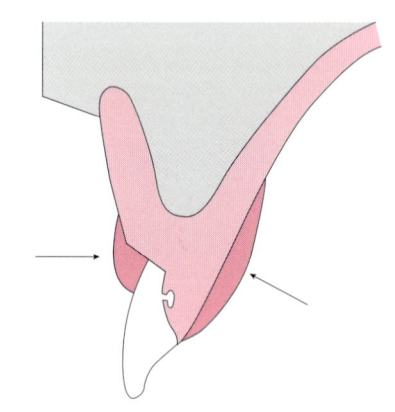

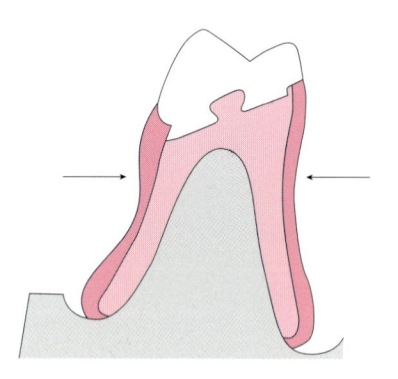

Check Point!

パラフィンワックスを適当量溶かしたものを盛り上げたり，軟化したパラフィンワックスを盛り上げて焼きつける．このとき，パラフィンワックスを多量に用いると，ワックスの収縮により人工歯の位置的変化をもたらすので注意する．

パラフィンワックス内の気泡を除去する．

下顎舌側部はワックスを盛り上げすぎると舌房が狭くなるので注意する．

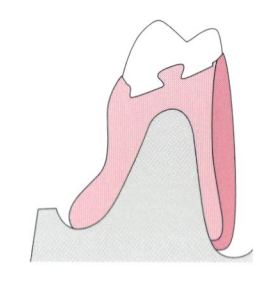

全部床義歯

Check Point!

臨床においては年齢的に歯頸部の位置が変化するため，人工歯歯頸部（カラー部）の露出度合いを考慮する必要がある．

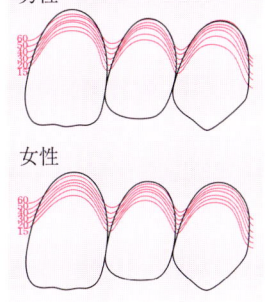

男性

女性

❷ 唇・頬側の形成

① 前歯部は歯根の方向を考慮しながら，その部位に歯槽隆起を与える．犬歯の歯根部に相当するところは中切歯，側切歯よりやや強い豊隆を与える．

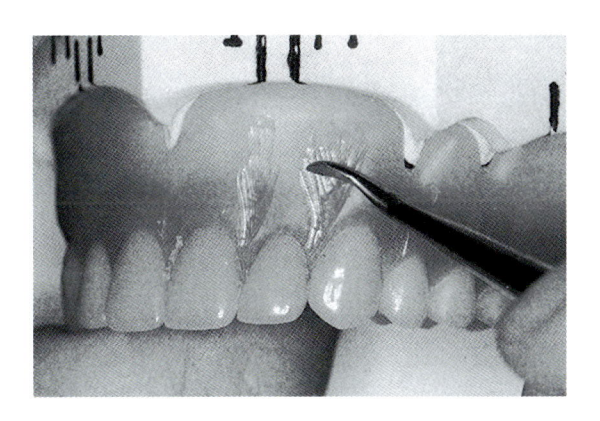

② 臼歯部は前歯部よりも豊隆の度合いを弱める．特に，第一小臼歯は犬歯歯頸部との調和を考えて移行的に形成する．

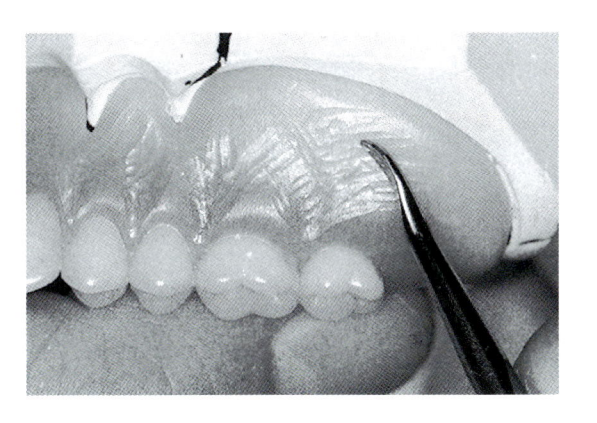

IV 歯肉形成

③ 前歯部唇側の歯頸部のワックスを，唇側面に対して60°の傾斜になるように削除する．

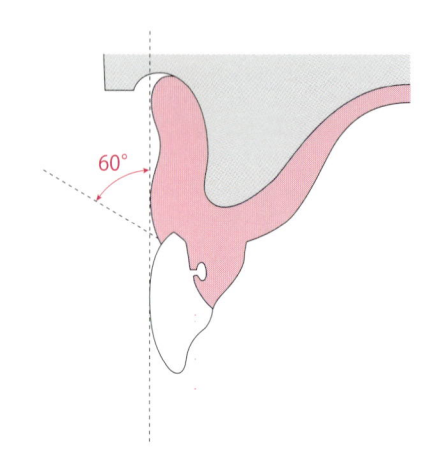

④ 臼歯部頬側の歯頸部のワックスを，頬側面に対して45°の傾斜になるように削除する．

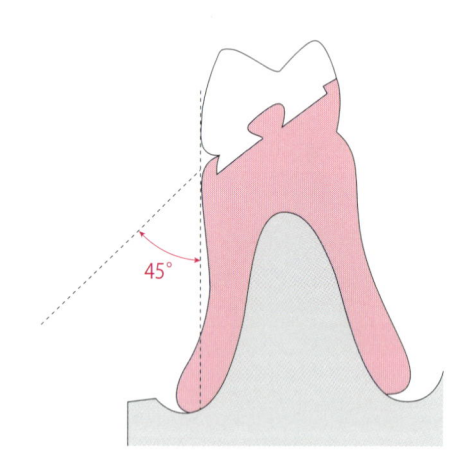

⑤ 唇・頬側の歯面に付着しているパラフィンワックスを彫刻刀で取り除く．

全部床義歯

Check Point!

❸ 舌・口蓋側の形成

① 歯頸部までの長さが唇・頬側とほぼ同じになるように形成する．

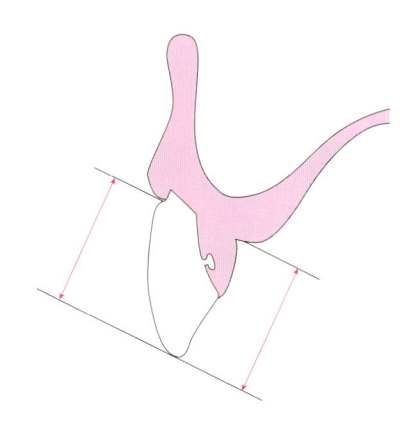

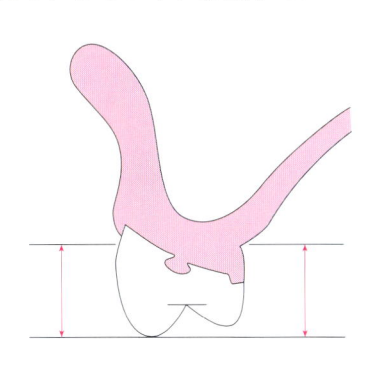

上顎前歯部口蓋側の形態は舌感，発音に関係がある．

上顎の口蓋後縁部は特に厚くならないように，粘膜に自然移行させる．

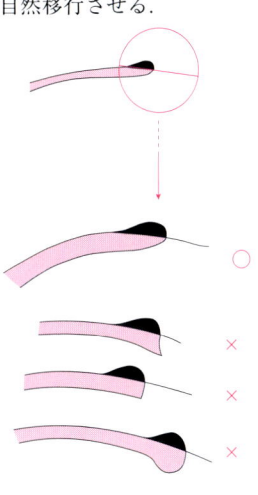

② 上顎前歯部口蓋側にＳ字状隆起をつける．臼歯部舌側にもわずかな隆起をつけ，口蓋部へ自然移行させる．

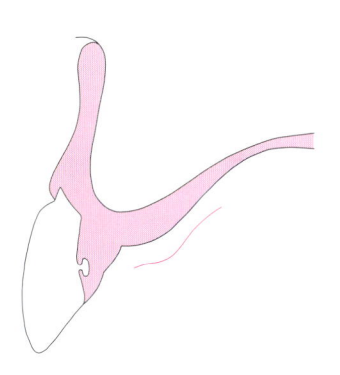

③ 下顎の舌側は，舌房の範囲を考慮してやや凹面に形成する．

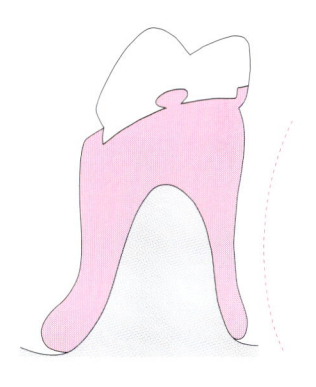

口蓋皺襞は食塊形成，食物の磨砕，発音に関与する．口蓋皺襞の形成に際しては，異物感のないように，また，口腔内の衛生面，清掃性を考慮して下図のようにする．

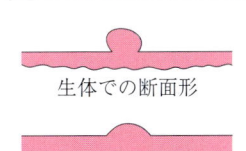

生体での断面形
義歯での断面形

④ 口蓋皺襞を形成する．

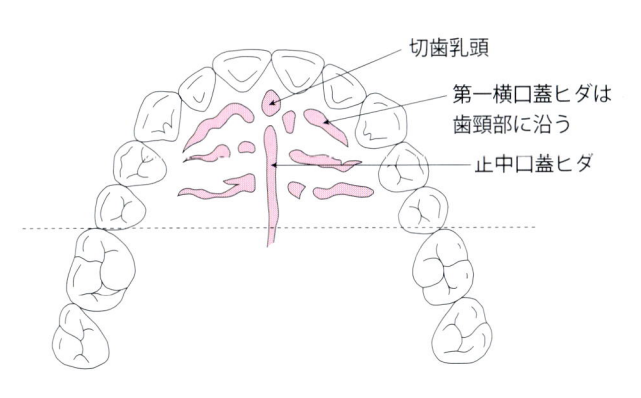

切歯乳頭
第一横口蓋ヒダは歯頸部に沿う
正中口蓋ヒダ

263-01696

47

IV 歯肉形成

④ 床縁の処理

床縁は義歯の維持効果を発揮する目的で，筋形成した形態を再現するように丸みをつける（コルベン状）．

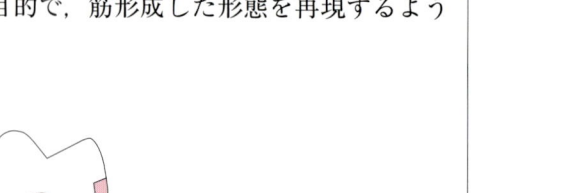

⑤ 表面の仕上げ

アルコールトーチなどで歯肉形成した表面を溶融してワックス表面を滑沢にする．

Check Point!

人工歯面に付着したパラフィンワックスは必ず除去しておく（咬合の変化，人工歯の移動，破損などの原因となる）．

ワックス表面を滑沢にしておくことで，研磨操作を容易にする．

V 埋没および重合

〔実習の概要〕

埋没はろう義歯のワックス部分を義歯床用レジンに置換するために行う操作で，加熱重合法では以下の3つの埋没法がある．
①アメリカ式埋没法…人工歯をフラスク上部にとる方法
②フランス式埋没法…人工歯および作業用模型をフラスク下部にとる方法
③アメリカ・フランス併用式埋没法…人工歯をフラスク上部，その他はフラスク下部にとる方法（主に部分床義歯で用いる）
ここでは，アメリカ式埋没法による埋没と圧縮法による重合の方法を習得する．
※アメリカ・フランス併用式埋没法による埋没と流し込み法による重合の方法については部分床義歯参照．

● 使用材料
（1）アルミホイール　　　　　　　　　　（2）ビニルテープ
（3）ボール紙　　　　　　　　　　　　　（4）パラフィンワックス
（5）ワセリン　　　　　　　　　　　　　（6）石膏
（7）分離剤　a. 石膏分離剤　b. レジン分離剤　（8）界面活性剤
（9）加熱重合レジン（ポリマー，モノマー）（10）ポリエチレンフィルム

● 使用機器
（1）油性ペン　　　　　　　　　　　　　（2）咬合器
（3）フラスク　　　　　　　　　　　　　（4）筆
（5）スパチュラ　　　　　　　　　　　　（6）ラバーボウル
（7）真空練和器　　　　　　　　　　　　（8）彫刻刀
（9）レジン混和器　　　　　　　　　　　（10）油圧プレス
（11）石膏鉗子

Ⅴ 埋没および重合

〔製作順序〕

❶ 埋没の前準備（歯型の採得）

　人工歯の排列と歯肉形成が終わったら，重合後の義歯をろう義歯と同じ位置で咬合器に取りつけられるようにするためにろう義歯の歯型（コア）を採得する（テンチの歯型）．重合後の義歯は，上顎をこの歯型にはめて咬合器に石膏で固定し，下顎は上顎と咬合させて咬合器下弓に石膏で固定する．

① 下顎模型を咬合器から取りはずす．

② 咬合器各部のネジの点検をする．

③ 咬合平面板を咬合器下弓に装着する．もしくはボール紙やパラフィンワックスを用いて，咬合器下弓に咬合平面より高くなるように歯型枠を製作する．

④ 歯型枠内面の，上顎ろう義歯人工歯部の切縁側，咬頭側 1/3 の部分に相当する高さに，目安となる線を印記する．

⑤ 上顎ろう義歯の人工歯部に石膏分離剤を塗布する．

⑥ 歯型枠内の印記された目安線まで石膏泥を注入する．

⑦ 上顎ろう義歯を静かに石膏面に置き，石膏が完全に硬化してから切歯指導釘の浮き上がりがないか点検し，人工歯部の石膏分離剤を除去する．

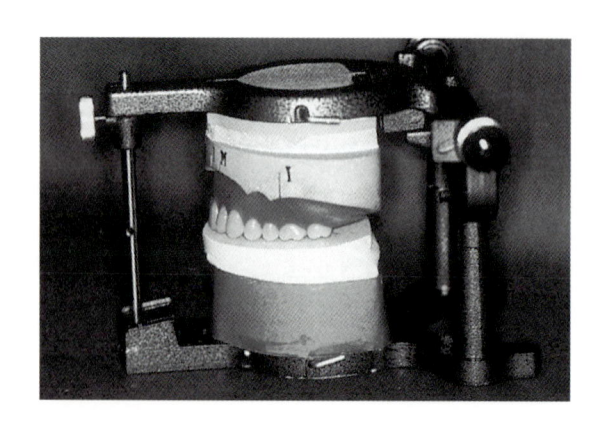

Check Point!

スプリットキャスト法（P.24 参照）を行う場合はこの操作は省略できる．

人工歯がはずれたり，ろう義歯が変形しないように注意する．

人工歯部のアンダーカットを石膏内に埋入させないようにする．

石膏の膨張により切歯指導釘が浮き上がらないように，ゴムバンドなどでしっかり固定する．

咬合器再装着の際に重合したレジン義歯を正確に位置づけられるよう，明瞭な切縁，咬合面記録をつくる．

全部床義歯

❷ 一次埋没

一次埋没により，作業用模型をフラスコに固定する．

Check Point!

ろう義歯の床縁はパラフィンワックスで完全に封鎖し，人工歯に付着しているワックスは完全に除去しておく．

① フラスク内面にワセリンを薄く塗布する．

② 石膏と水を練和する．
　　〈　　　　　〉石膏【　　　　　　　】
　　上顎：（　　　　）g，水（　　　　）ml
　　下顎：（　　　　）g，水（　　　　）ml

作業用模型とフラスコとの間に5mm以上の間隙があるか確認する．

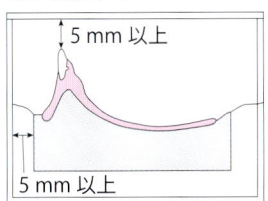

③ フラスク下部に練和した石膏を注入し，作業用模型を辺縁部まで埋入する．

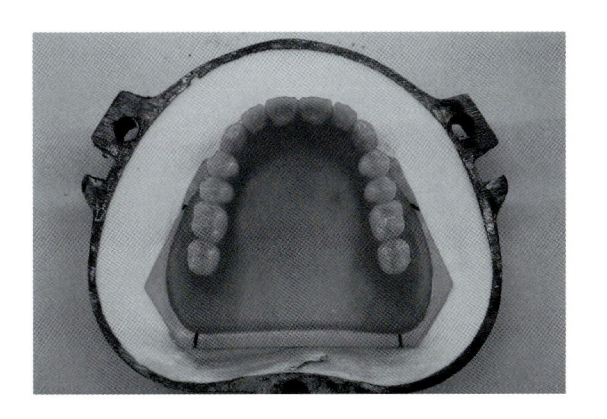

フラスク上・下部の接合面に石膏が付着しないように，また，フラスク分割の際のアンダーカットにならないように注意する．

④ 石膏が硬化する前に，フラスク上・下部の接合面と作業用模型の周囲が移行的になるように，手指や筆で滑らかにする．

V 埋没および重合

❸ 遁路の設定

　レジンを填入したときにバリが発生して咬合高径が高くなるのを防止するため，2〜3mm幅のパラフィンワックスを一次埋没の石膏表面に溶着する．

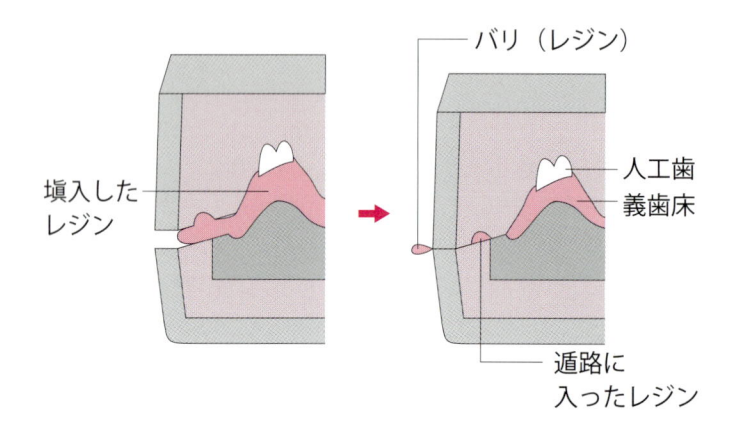

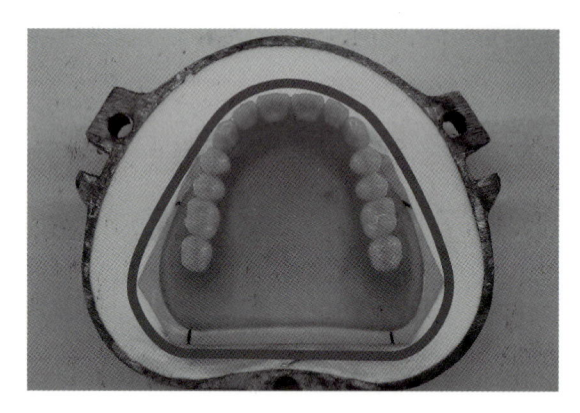

全部床義歯

❹ 二次埋没

人工歯の位置や歯肉形態のかたどりの役目がある．

① 一次石膏の硬化後，アンダーカットの有無を確認し，アンダーカットがある場合はパラフィンワックスでブロックアウトを行う．

② 石膏分離剤を薄く一次埋没の石膏表面に塗布する．
石膏分離剤【　　　　　　】

③ ろう義歯に界面活性剤を塗布する．
界面活性剤【　　　　　　】

一般的には硬質石膏を用いる．

④ 石膏と水を真空練和する．
〈　　　〉石膏【　　　　　　】
上顎：（　　　）g，水（　　　）ml
下顎：（　　　）g，水（　　　）ml

気泡が混入しないように注意する．

⑤ 筆，スパチュラおよび手指で石膏泥をろう義歯に約5〜8mm程度の厚さで塗布する．切縁および咬頭頂は露出させ，三次埋没との維持のために表面に維持部を付与する．

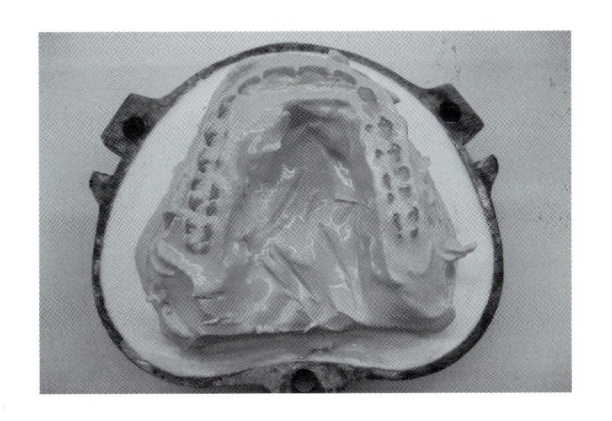

Ⅴ 埋没および重合

❺ 三次埋没

① 二次埋没の石膏が硬化したら,フラスク上部をセットする.

② 石膏と水を練和する.
〈　　　　　〉石膏【　　　　　　】
上顎:(　　　)g,水(　　　)ml
下顎:(　　　)g,水(　　　)ml

③ フラスクに練和した石膏をやや溢れるぐらいまで注入し,蓋を閉じてフラスクをボルトとナットで締め,石膏を硬化させる.

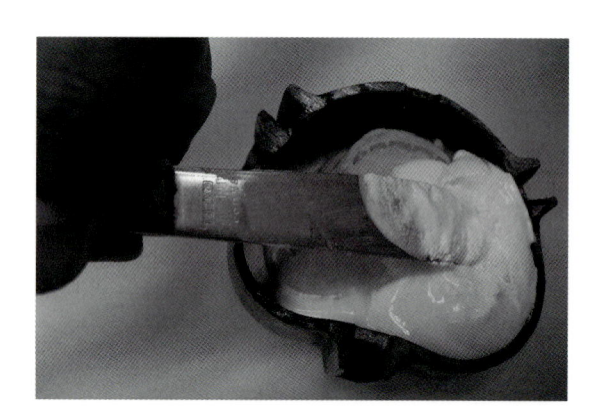

Check Point!

接合部が正確に密着しているか確認する.

ボルトとナットで固定することで,石膏の硬化膨張による蓋の浮き上がりを防止する.

全部床義歯

❻ 流ろう

フラスコ内のろう義歯のワックス部を取り除き，義歯床になる部分の空洞をつくる操作である．

① ワックスを軟化させて流ろうを行う．
　　流ろう方法〈　　　　　　　　　　　　　　　　〉

② 流ろう後，辺縁部などに薄く鋭角になっている部分があるときは，彫刻刀などで削除する．

③ 石膏表面にワックスなどの不純物が付着していないか確認し，レジン分離剤を薄く塗布する．
　　レジン分離剤【　　　　　　　　】

④ 人工歯基底面のレジン分離剤をふき取る．

⑤ フラスコ全体が室温になるまで冷ます．

> ■流ろう方法
> ① 60〜70℃の温水中に7〜8分間浸漬する方法
> ② 沸騰水中に3分間浸漬する方法
> ③ 沸騰水蒸気中に5分間置く方法
> ④ 500Wで1分間照射して加熱する方法（マイクロ波重合の場合）

Check Point!

ワックスの軟化が不足した場合には作業模型用模型や埋没用石膏の破壊をまねく恐れがあり，ワックスを融解しすぎた場合はワックスが石膏にしみこんでレジン分離剤がなじみにくくなるため重合後の義歯の分離が困難になるので注意する．

石膏が薄く，また，鋭角になっているところがあると，レジン填入時に破折してレジンの中に入る可能性がある．

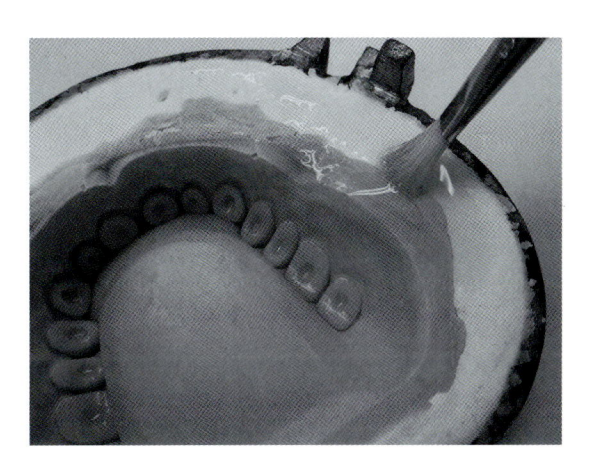

レジン歯，硬質レジン歯では，タングステンカーバイドバーで削除して新生面を出したり，薬品を用いて表面処理を施すこともある．

V 埋没および重合

7 レジン填入

　ろう義歯のワックス部分をレジンに置き換えるために，加熱重合レジンを混和し，空洞部に填入する．

① 加熱重合レジンをレジン混和器で混和する．
　　加熱重合レジン【　　　　　　　】
　　上顎：ポリマー（　　　　）g，モノマー（　　　　）ml
　　下顎：ポリマー（　　　　）g，モノマー（　　　　）ml

② 加熱重合レジンが餅状になったらポリエチレンフィルムで取り出し，上・下フラスクの陰型に圧入する．

③ ポリエチレンフィルムを介在させ，上・下フラスクを合致させて油圧プレスで試圧する．

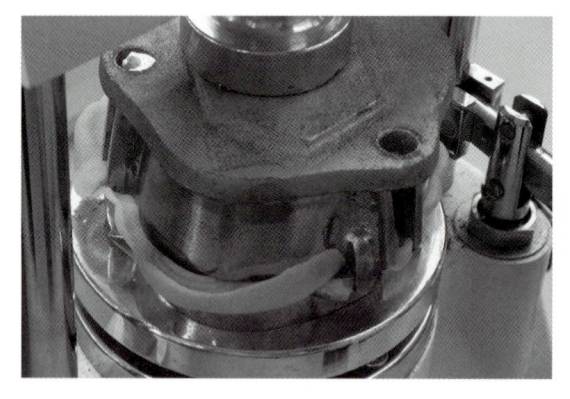

④ 試圧が終わったら静かに上・下フラスクを開き，はみ出たレジンを彫刻刀で取り除く．

⑤ ③と④の作業を2～3回繰り返す（バリが出なくなるまで）．

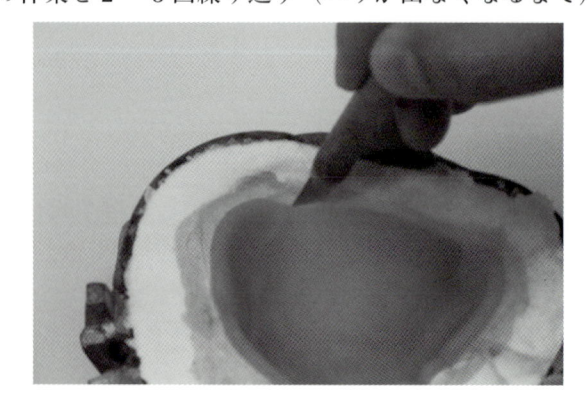

全部床義歯

Check Point!

⑥ ポリエチレンフィルムを取り除き，上・下フラスクを合致させて油圧プレスで圧を加え，ボルトとナットで固定する．

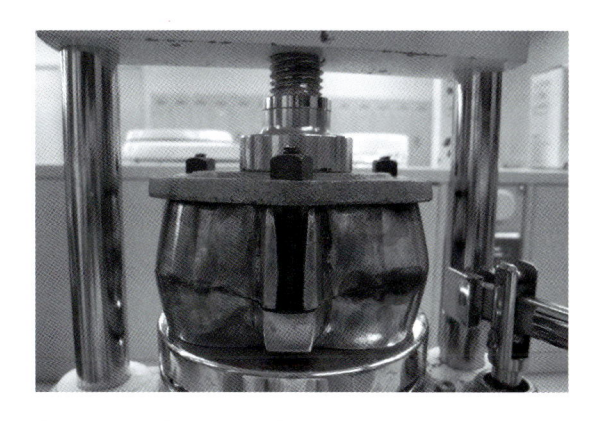

1回目	2回目	3回目	最終
kgf/cm²	kgf/cm²	kgf/cm²	kgf/cm²

❽ レジン重合

レジンを硬化させることを重合という．

重合方法〈　　　　　　　　　　　　　　　　　　　〉

湿式重合	2ステップ法（JIS法）	65～70℃の温水中に浸漬して60～90分間係留後，100℃で30～60分間加熱する方法
	1ステップ法（低温長時間重合法）	75℃の温水中に8時間以上浸漬して重合させる方法
	ヒートショック法	100℃の沸騰水中で，10～15分間加熱する方法（専用のレジン使用）
乾式重合	マイクロ波重合法	電子レンジのマイクロ波を利用して，500Wで3分間照射する方法（専用のFRPフラスクとレジン使用）．

義歯床の破折やフラスクの変形を防ぐため，フラスクをたたいてはいけない．

石膏鉗子を入れる方向に埋没石膏が割れるので，その方向に義歯床があると破折の原因となる．特に，正中の方向には絶対に石膏鉗子を入れないように注意する．

人工歯の位置に注意し，石膏鉗子で傷つけないように注意する．

❾ 割り出し

① フラスクを自然放冷した後，石膏鉗子を用いてフラスクから義歯床を埋没石膏ごと取り出す．

② フラスクを水洗いし，ワセリンを塗って，フラスクをかたづける．

③ 石膏鉗子で石膏を割って義歯床を取り出す．

VI 咬合器再装着と人工歯の削合，研磨

〔実習の概要〕

重合時に生じるレジンの収縮やひずみは，咬合関係に不正な影響を及ぼすため，咬合器再装着と人工歯の削合を行い，修正を行う．また，患者さん個々の下顎運動に調和させるために咬合小面を形成する．
　ここでは，咬合器再装着と人工歯削合の方法を習得する．

● 使用材料
（1）レジン分離剤　　　　　　　　（2）ボクシング材
（3）石膏　　　　　　　　　　　　（4）添え木（マッチ棒など）
（5）スティッキーワックス　　　　（6）咬合紙
（7）カーボランダム泥　　　　　　（8）磨き砂
（9）レジン専用つや出し材

（1）〜（5）は，テンチの歯型法により咬合器再装着を行う場合．

● 使用機器
（1）咬合器　　　　　　　　　　　（2）彫刻刀
（3）切削・研磨器具※　　　　　　（4）レーズ
（5）除塵装置，防塵眼鏡　　　　　（6）洗浄用ブラシ
（7）超音波洗浄器

※切削・研磨器具については，p. 3 参照．

VI 咬合器再装着と人工歯の削合，研磨

〔製作順序〕

① 咬合器再装着

　全部床義歯の製作過程において，咬合の修正，咬合の調整を口外法で行うために，重合の完了したレジン床義歯をろう義歯時と同じ位置関係，すなわち中心咬合位の状態で咬合器に装着することを咬合器再装着という．

＜スプリットキャスト法による場合＞

　重合完了後，フラスクから義歯と作業用模型を一体として取り出し，模型基底面と咬合器の石膏面のスプリットによって，義歯がついたままの上下顎模型を咬合器に再装着する．

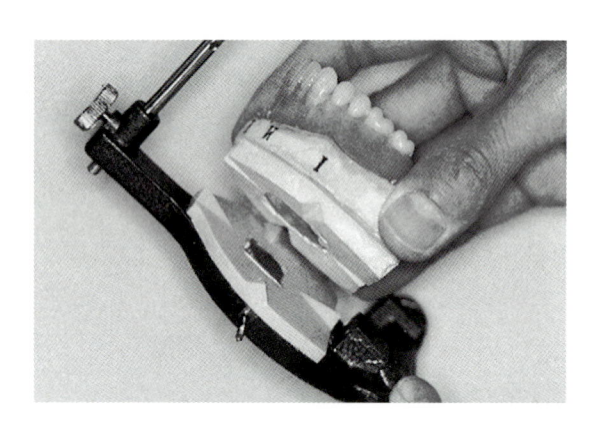

Check Point!

テンチの歯型法とスプリットキャスト法のほかに，フェイスボウトランスファー法もある．

咬合器に再装着すると切歯指導釘が切歯指導板から浮き上がるが，これはレジンの重合ひずみの結果で，この浮き上がり量が咬合調整量となる．

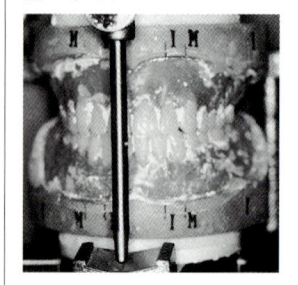

全部床義歯

Check Point!

＜テンチの歯型法による場合＞

① 義歯を作業用模型から取り出し，義歯内面（粘膜面）のアンダーカット部の点検と修正を行う．

② 義歯内面と床縁部にレジン分離剤を塗布する．

③ 義歯の全周にわたりボクシングを行う．

④ 石膏を注入し模型を製作する．

⑤ 咬合器装着操作，咬合調整時に起こりうる義歯の動揺，脱離を防止するため，床縁部を全周にわたり3〜5mm石膏で覆っておく．

⑥ 咬合器再装着時の石膏硬化膨張をできるだけ小さくするため，上顎模型基底面と咬合器上弓との間隔をなくすように調整する．

> 下顎の模型基底面はやや高めに製作しておき，上顎模型と咬合後，高さを調整する．

⑦ 上顎義歯を先に製作しておいたテンチの歯型に適合させて，咬合器に装着する．

> 切歯指導釘と切歯指導板の間に間隙がないようにする．

⑧ 切歯指導釘の位置が決定したら，下顎義歯を上顎義歯と咬合させて，上下顎模型を添え木（マッチ棒など）とスティッキーワックスで固定する．

> チェックバイトを用いて装着する方法もある．

⑨ 下顎義歯を咬合器に装着する．

> レジン重合時の変形によって増加する咬合高径は，切歯指導釘の位置を上下することにより調整する（レジン重合時の変形によって増加する咬合高径の平均的増加量0.5mmのほか，チェックバイト法の場合はチェックバイトによるワックスのもっとも薄い部分の厚み0.1〜0.3mm分を挙上する）．

VI 咬合器再装着と人工歯の削合，研磨

❷ 選択削合

　ダイヤモンドポイントなどを用いて，咬合器に再装着されている義歯の中心咬合時，側方運動時および前方運動時の人工歯個々の早期接触部を削合する．
　ここでは，全部床義歯の場合にもっとも基本的であると考えられる両側性平衡咬合を目的とした削合法について述べる．

選択削合における一般的な留意事項

① 咬合紙によって印記された部位のみを削合する．

② 咬合紙で印記された部位は削合後1回ごとによく拭き取り，次の印記に移る．

③ 一度に多量に削合すると回復が不可能なので，削合は少量ずつ行う．

④ 印記された部分の削合は，上下顎を同時に行わず交互に行う．

⑤ 挙上してある切歯指導釘を元の位置にもどして行うのではなく，自動削合による削合量約0.2 mm分を挙上して行う．

Check Point!

選択削合では咬合小面の傾斜角度を急にすることも緩やかにすることもできるが，人工歯各部を1カ所ずつ別々に削合するため，完全な削合を完成することは困難である．

両側性平衡咬合とは，中心咬合位ではもちろん，下顎が前方，側方，後方の偏心咬合位をとったときにも，左右および前後的な咬合の均衡が保たれている咬合である．

■咬合小面

　咬合小面とは，臼歯部の咬頭斜面に形成される小さい平面である．この小面が咬合器に与えられている顆路と切歯路の傾斜に規定され形成されると，義歯は患者さんの下顎運動と調和して接触滑走し，咬合の平衡による義歯の安定が得られる．

　咬合小面は，その部位と機能から前方咬合小面，後方咬合小面，平衡咬合小面に分類される．

① 前方咬合小面：側方運動時の作業側および前方運動時に接触する面である．下顎臼歯では頰・舌側咬頭の近心頰側斜面，上顎臼歯では頰・舌側咬頭の遠心舌側斜面に出現する．

② 後方咬合小面：側方運動時の作業側および後方運動時に接触する面である．下顎臼歯では頰・舌側咬頭の遠心頰側斜面，上顎臼歯では頰・舌側咬頭の近心舌側斜面に出現する．

③ 平衡咬合小面：側方運動時の平衡側で接触する面である．上顎臼歯では舌側咬頭の内斜面，下顎臼歯では頰側咬頭の内斜面に出現する．

　これらの咬合小面の傾斜角度や方向は，人工歯の部位と患者さん個々によって異なるが，一般には，作業側で接触する前方咬合小面と後方咬合小面は，平衡側で接触する平衡咬合小面よりも咬合平面に対する角度が小さい．

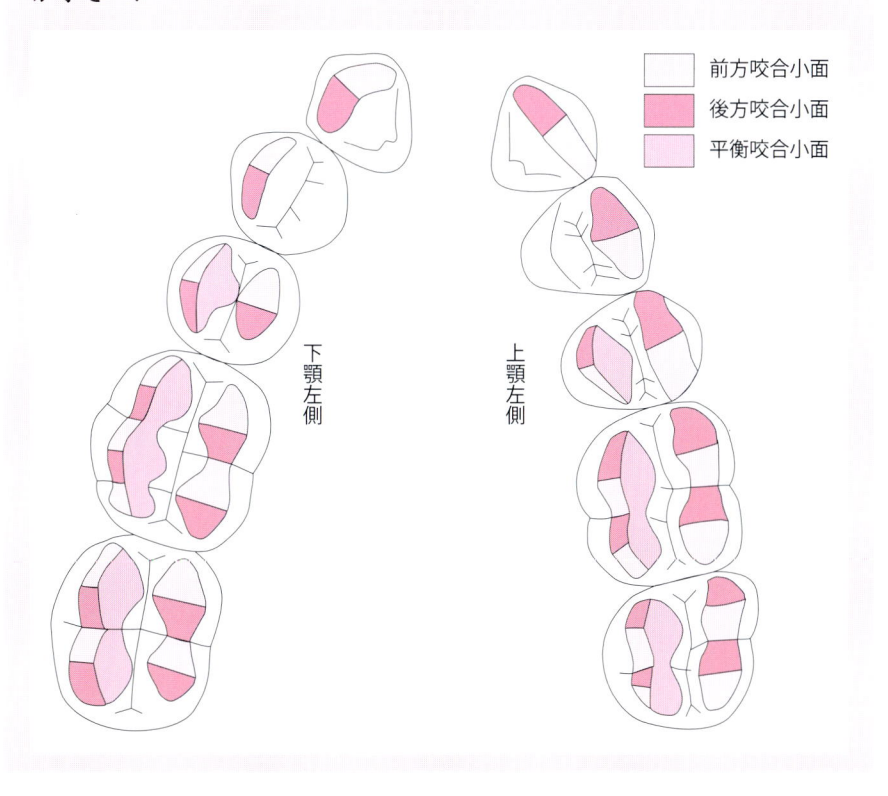

VI 咬合器再装着と人工歯の削合，研磨

❶ 中心咬合位における選択削合

上下顎歯列間に咬合紙を介在させ，咬合器を蝶番運動させることによって咬合させる．咬合紙の色が印記された部位が咬頭の早期接触部なので，溝を深くするように上顎は頬側咬頭内斜面を，下顎は頬・舌側咬頭内斜面を削る．

> **Check Point!**
> 蝶番運動は下顎頭を中心とした回転運動であるため，特に歯列後方の削合については削りすぎないように注意する．

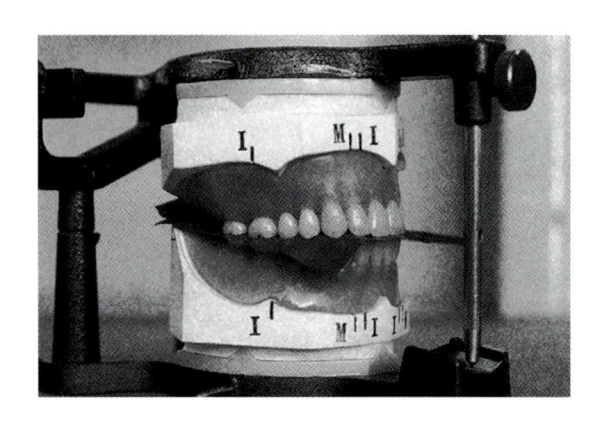

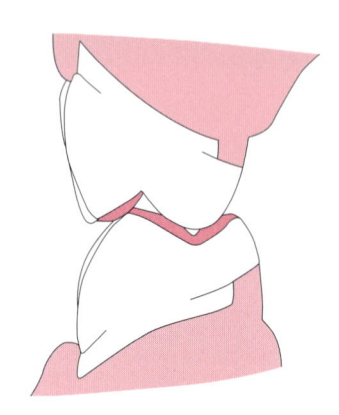

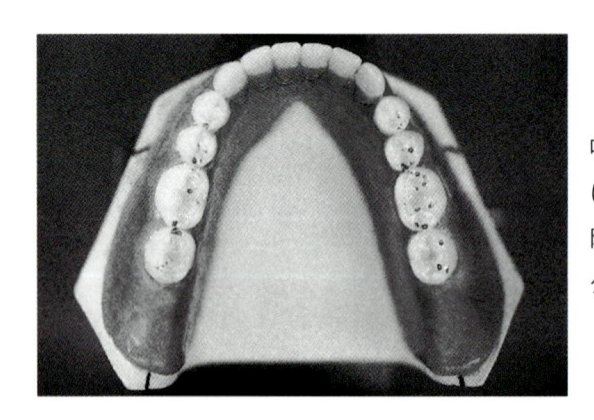

咬合紙による印記は，大臼歯部に2～3点発現する．初期の段階では，少数の後方歯に点状に分散して接触する．

色が輪状についた部分が上下顎の接触している部分である．薄くついた部分は，咬合紙が平面であるため咬頭の凸部についたもので，実際は上下顎歯が接触していない．

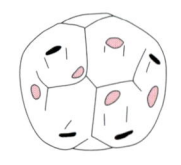

全部床義歯

Check Point!

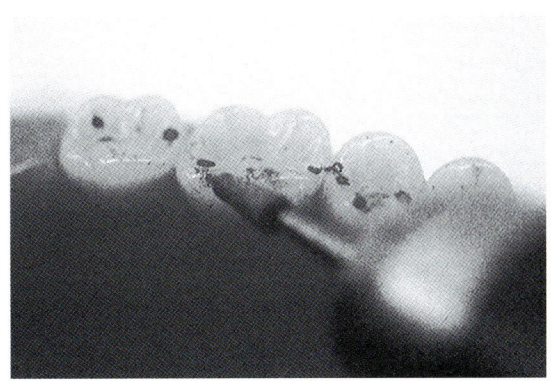

選択削合により順次接触部が増し、咬頭頂付近に接触点が現れてくる。この場合には、ピラミッド型の咬合小面を想定し、その傾斜、方向に沿って少量ずつ削除していく。

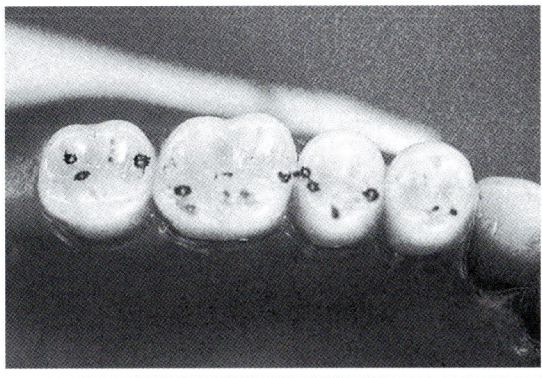

早期接触部を削除していくと、それぞれ対合する接触点が発現する。このうち、特別な場合を除いて咬頭頂は削除せず、対合する窩などを削除して咬頭の高さは変化させない。

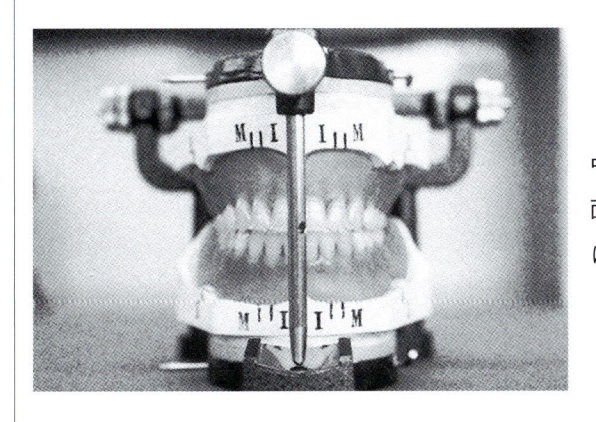

中心咬合位での修正を終えた正面観。切歯指導釘と切歯指導板は接触している。

VI 咬合器再装着と人工歯の削合，研磨

❷ 側方運動（作業側）における選択削合

中心咬合位で均等な接触が得られたら，咬合器を左右側方に動かして早期接触部を削除する（早期接触すると切歯指導釘は浮き上がる）．

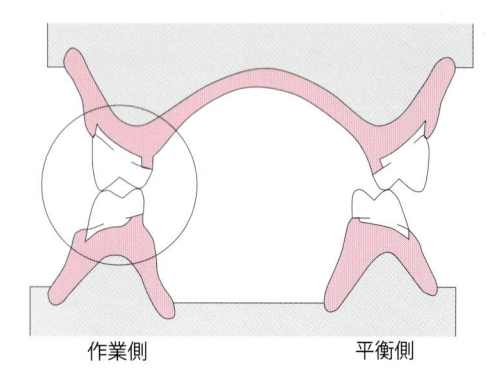

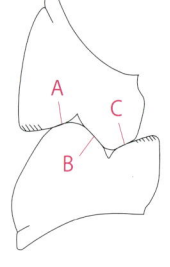

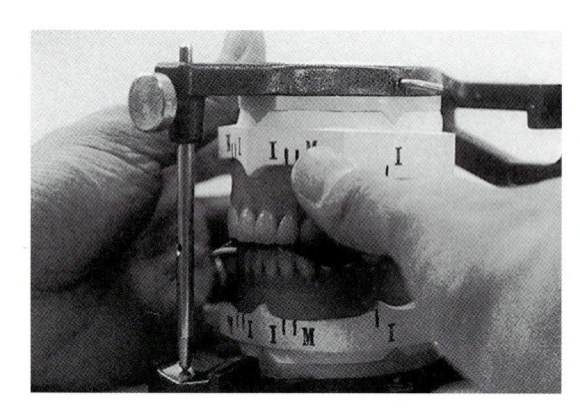

咬合紙を介在させ，側方運動での咬頭接触部を調べる．1回の印記は右側方，左側方と別々に行う．

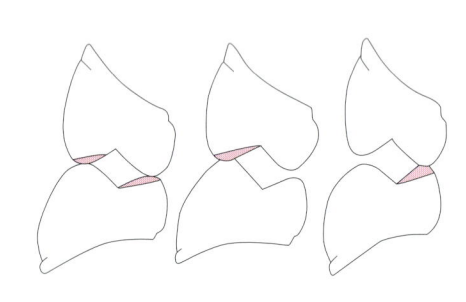

咬頭接触部は，中心咬合位に影響の少ない上顎頬側咬頭か下顎舌側咬頭を削る．このとき，前方咬合小面と後方咬合小面の傾斜方向を考慮して，2面の尾根型となるように削る．前歯部，特に犬歯は，切縁の形態を考慮して上下顎のいずれを主に削合するか決定する．

Check Point!

上顎舌側咬頭および下顎頬側咬頭と咬合する部分は，中心咬合位で咬合高径を保って上下の人工歯が安定して咬頭嵌合するのに必要な部分なので，これらの部分はできるだけ削らないように注意する．

中心咬合位の削合で咬合高径は所定の高さに定められているので，偏心咬合位の削合ではその咬合高径が維持されるように削除部分を選ぶ．そのため，中心咬合位，偏心咬合位で用いる咬合紙の色を違えて，それぞれの咬合位における咬頭接触部が区別できるようにする．

作業側での削合部位は，上顎頬側（Buccal-Upper），下顎舌側（Lingual-Lower）の頭文字をとって，BULLの法則とよばれている．
BULLの法則のみでは適正な咬合小面が得られないので，下顎頬側咬頭の前方，後方咬合小面部も削合することがある．

全部床義歯

③ 側方運動（平衡側）における選択削合

　平衡側は上顎舌側咬頭と下顎頰側咬頭が接触する．いずれも中心咬合位で咬合を安定させる咬頭なので，この両方を削ってしまうと中心咬合位に戻したときに大きな間隙ができて咬合関係が不安定になってしまう．したがって，上顎舌側咬頭内斜面か下顎頰側咬頭内斜面のいずれか一方だけを削るようにする．

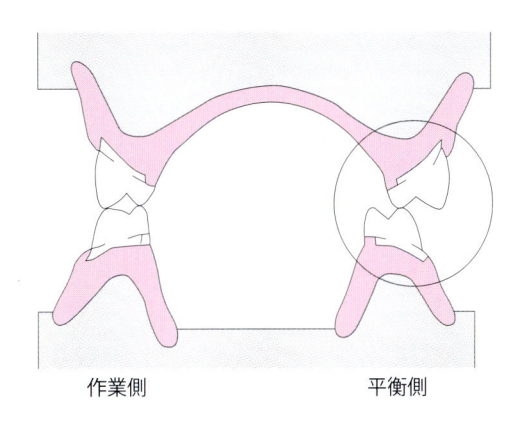

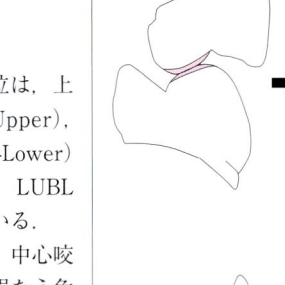

作業側　　　　　平衡側

上顎舌側咬頭内斜面の下顎頰側咬頭内斜面の両方を削ると，中心咬合位のときも大きな間隙ができて，嵌合関係が不安定になってしまう．

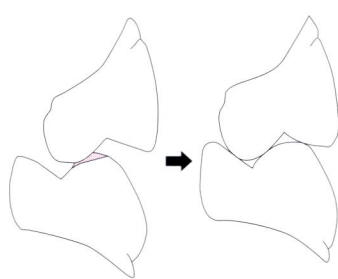

上顎舌側咬頭内斜面か下顎頰側咬頭内斜面のいずれか一方だけを削るようにすると，削合されなかったほうの咬頭が中心咬合位で働く．一般的には，咬合圧の加わる位置をなるべく舌側寄りにする意味で，下顎頰側咬頭の内斜面を削るほうがよい．

> **Check Point!**
>
> 平衡側での削合部位は，上顎舌側（Lingual-Upper），下顎頰側（Buccal-Lower）の頭文字をとって，LUBLの法則とよばれている．
> 平衡側の削合では，中心咬合位の咬合関係を損なう危険があるので，削合量をできるだけ少なくする．

❹ 前方運動における選択削合

　前方運動時に臼歯部の咬頭干渉がある場合は，作業側の修正に準じて上顎頬側咬頭および下顎舌側咬頭に前方咬合小面をつくるように削る．前歯部だけが接触して臼歯部が離開している場合には，下顎前歯の切縁を削る．

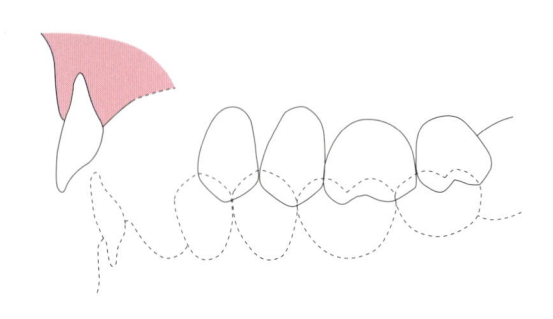

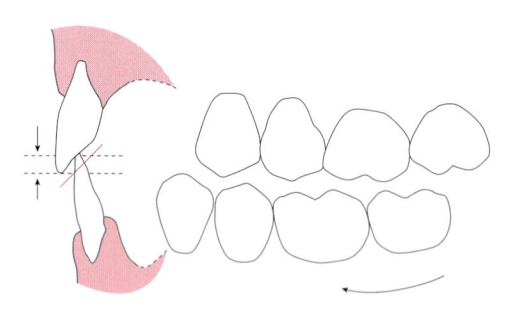

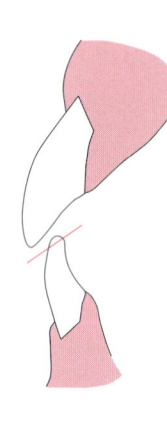

　前歯部は審美的な観点などから切縁の位置が決められているので，上顎前歯切縁はできるだけ自然な咬耗を表現する程度の削合にとどめ，下顎切縁部を削合することで均等な接触関係が得られるようにする．

全部床義歯

Check Point!

最終的な削合ではないので，この時点における切歯指導釘は，偏心咬合位で切歯指導板と離れていてもよい．

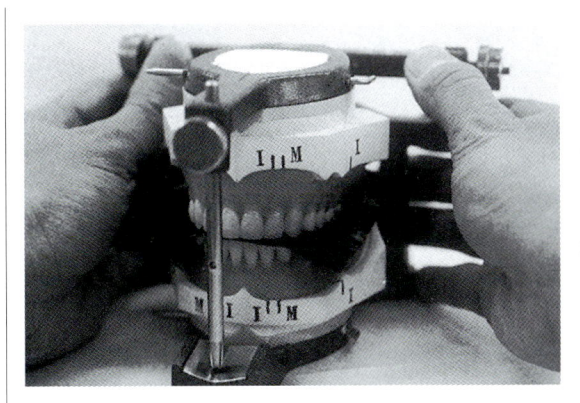

前方運動を繰り返し行い，スムーズに滑走が得られた状態で水洗，確認する．

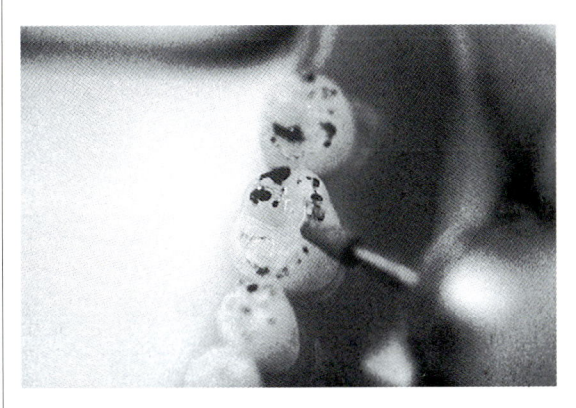

咬頭頂を削らないように注意しつつ，早期接触部を慎重に少量ずつ形成されている小面に沿って削除する．

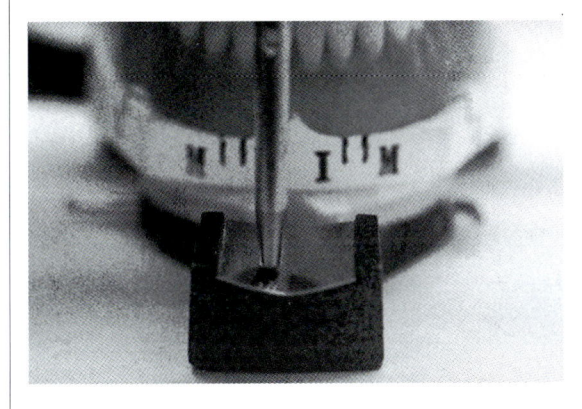

選択削合を終え，中心咬合位および偏心咬合位で多くの接触滑走が維持されて切歯指導釘が切歯指導板にほぼ接している状態

VI 咬合器再装着と人工歯の削合，研磨

❸ 自動削合

　選択削合によってほぼ調整された咬合小面形態を最終的に完成させるために，0.2 mm 挙上されている切歯指導釘を正しい位置に戻して自動削合を行う．

1. 自動削合における一般的な留意事項

① 介在させるカーボランダム泥が多すぎると必要以上に削合され，咬頭傾斜が緩くなるだけでなく，中心咬合位での咬合高径を減少させることがあるので注意する．

② 咬合器を各運動方向に動かすとき，強い力で抑えて削合すると人工歯が破折することがあるので，軽く静かに時間をかけて行う．

③ 削合の途中，何度も流水でカーボランダム泥を洗い流し，各運動方向で切歯指導釘と切歯指導板との接触状態を確認する．

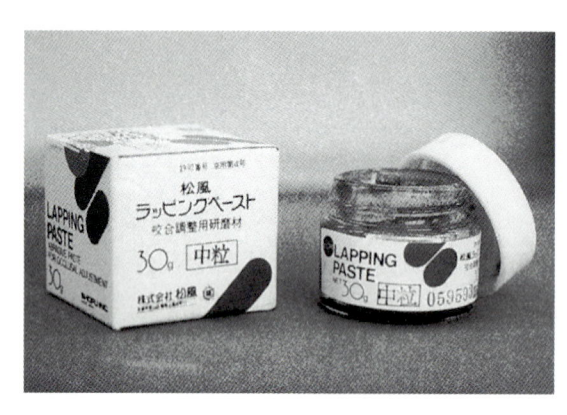

自動削合に用いるカーボランダム泥．

> **Check Point!**
>
> 自動削合では咬頭傾斜を急にすることはできず，緩くするのみである．

全部床義歯

Check Point!

2. 自動削合

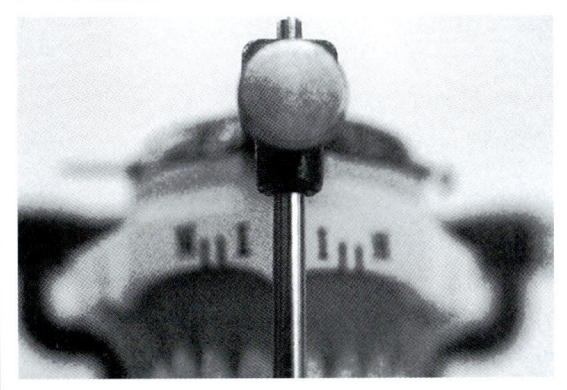

挙上した切歯指導釘を元の位置に戻す．切歯指導板との間にわずかに間隙があくのでこの量が自動削合による調整分となる．

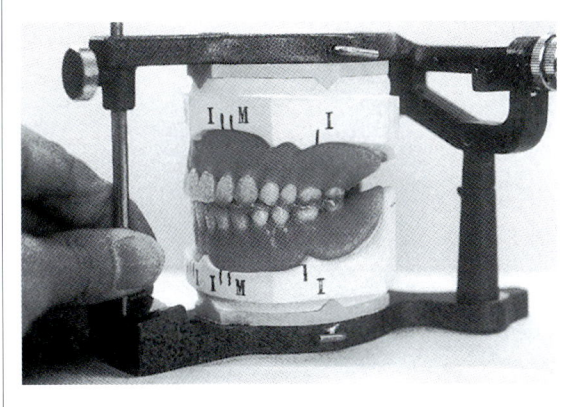

自動削合は，細かい粒度のカーボランダム泥を薄く介在させ，まず左右側方運動，前方運動，さらに中間運動と同じ回数を繰り返し行う．

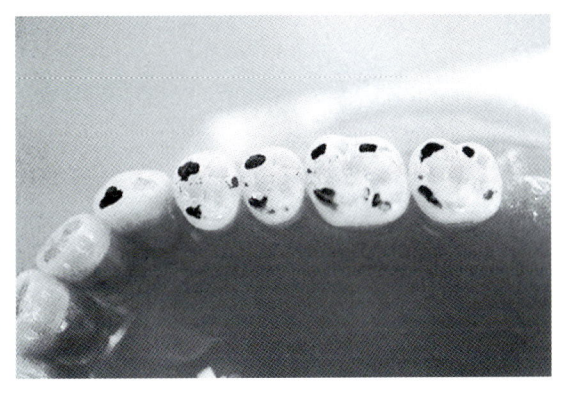

自動削合を終えた上顎咬合面．中心咬合位における接触点は適正に分散し，前方咬合小面，後方咬合小面，平衡咬合小面が確実に発現している．

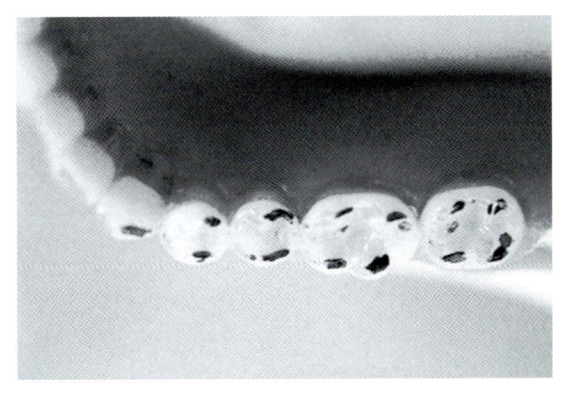

下顎咬合面は上顎に対合する各咬合小面が歯列全体に現れており，さらに均等な接触点が観察される．

VI 咬合器再装着と人工歯の削合，研磨

❹ 形態修正

　自動削合終了後は，咬合面の辺縁が鋭利となり，また，広い斜面同士で密接していることがあるので，咀嚼能率が悪く，床下組織への負担も大きくなる危険がある．そこで，平衡咬合を保つためにつくられた咬合小面のうち要所だけを残して接触範囲を縮小し，食物の逃路を設ける．また，咬合面の頰舌径を縮小して負担過重を避けるように修正する場合もある．

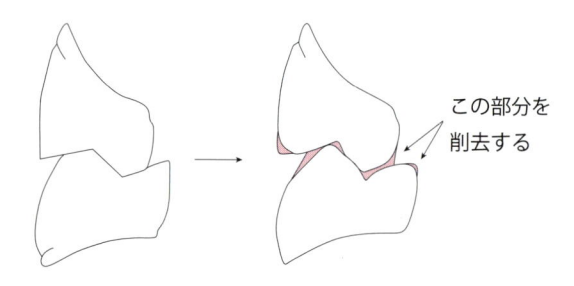

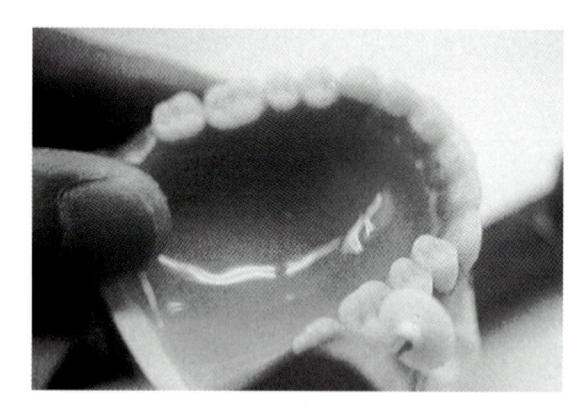

この部分を削去する

人工歯の咬合面形態を尊重し，側方運動方向に沿って各溝と窩を形成する．おもな溝は食物の逃路ともなるので約0.5 mmの深さにする．

全部床義歯

Check Point!

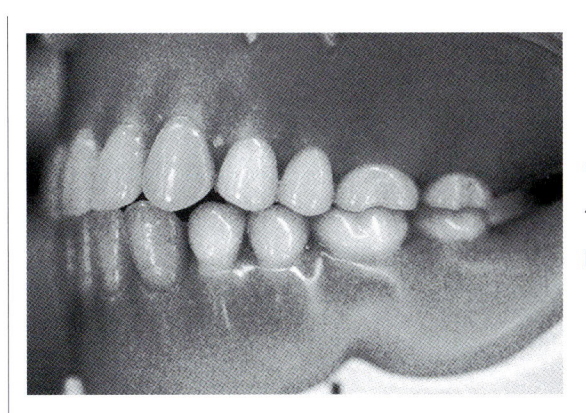

中心咬合位の確認後，頬側，舌側の2方向から観察し，各運動時の咬合接触を確認する．

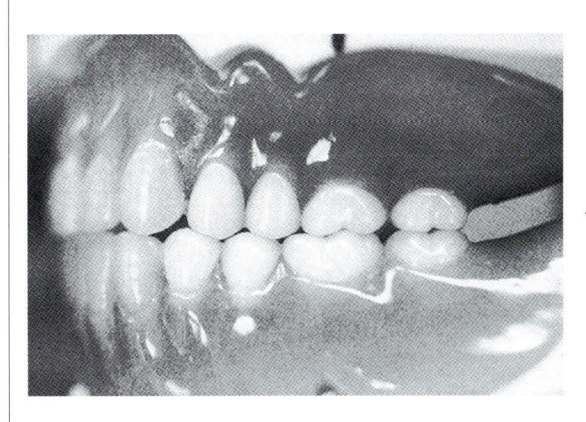

側方運動時の作業側

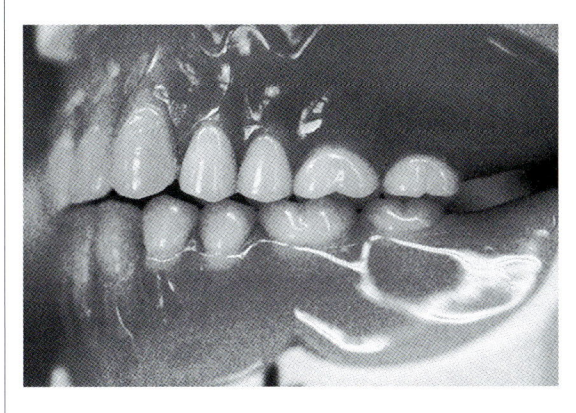

側方運動時の平衡側

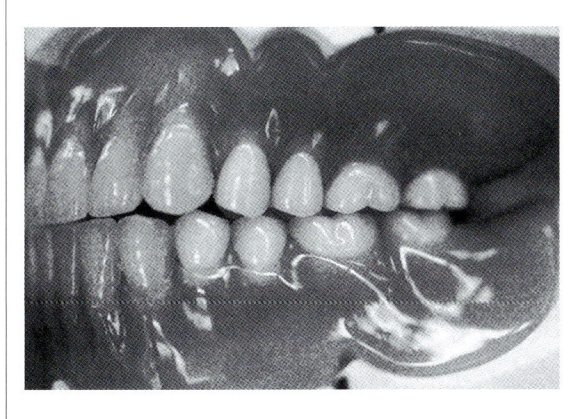

前方運動時の側方観

Ⅵ 咬合器再装着と人工歯の削合，研磨

⑤ 研　磨

1. 研磨の目的

① 異物感を小さくして，装着感を向上させる．

② 義歯周囲の軟組織を傷つけないようにする．

③ 唇・頰および舌などとの接触を滑らかにし，咀嚼，嚥下，発音などの機能を向上させる．

④ 食物残渣やデンチャープラークの付着を少なくして，衛生的にする．

⑤ 審美性を高める．

2. 研磨における一般的な留意事項

① 模型上に印記された外形線どおり仕上げる．

② 研磨中に変形させない．

③ 口蓋部の床縁は粘膜に対して自然移行させる．

④ 床縁は，鋭利なところや角張ったところがないように，丸く仕上げる．

⑤ 義歯の粘膜面は原則として研磨しない．ただし，粘膜面に発生した気泡などの突起物やリリーフの段階部などは丁寧に除去・修正する．

⑥ ろう義歯の段階で与えられた歯肉部の豊隆や床の厚さなどは，原則として，研磨の段階で削って変更しない．

⑦ 研磨に際しては，必ず除塵装置を使用し，目を保護するために防塵眼鏡をかける．

上顎口蓋後縁は自然移行させる．

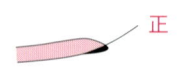

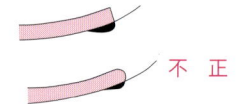

全部床義歯

Check Point!

床縁の形態を崩さないように，床外形線から外側を丸みをもって仕上げる．

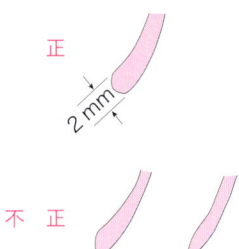

正

2mm

不正

3. 研磨の手順

① タングステンカーバイドバーなどを用いて，義歯床外形やコルベン状態を損なわないように注意しながら床縁部の粗研磨を行う．

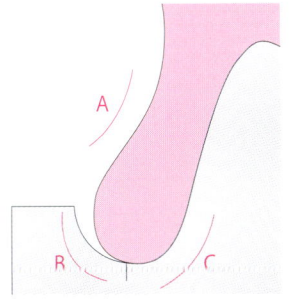

A：なめらかに移行する
B：丸く仕上げる
C：けっしてさわらない

② 歯頸部，歯間乳頭部は，石膏を除去した後，気泡があれば彫刻刀やフィッシャーバーなどで丁寧に除去，修正する．

③ シリコーンポイントやペーパーコーンの粗いものから細かいものを順に用いて，中研磨を行う．

④ レーズを用いて仕上げ研磨を行う．

⑤ バフにレジン専用つや出し材をつけて，最終研磨（つや出し）を行う．

⑥ 義歯に付着している研磨材などを洗浄用ブラシで洗い落とし，超音波洗浄器で完全に除去する．

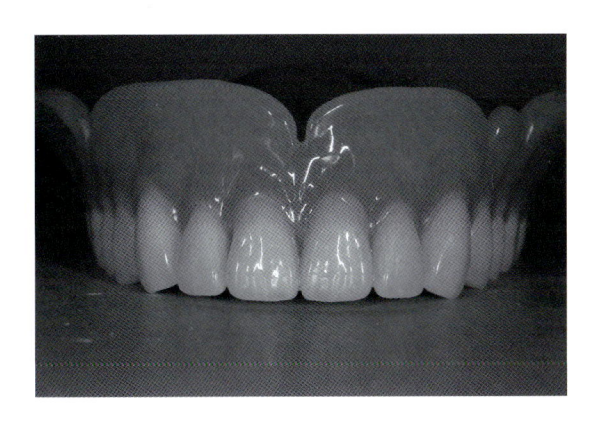

フェルトコーンと磨き砂，硬毛ブラシと磨き砂，軟毛ブラシと磨き砂，いずれの場合も，常に磨き砂を絶やさないようにする．
レーズ研磨を乾燥状態や高速回転で行うと，摩擦熱による変形，変色が起こるので注意する．

部分床義歯

Ⅰ 印象採得に伴う操作

〔実習の概要〕

　概形印象より研究用模型を製作し，これを用いて治療方針の決定，患者さんへの説明，個人トレーの製作が行われる．精密な印象採得を行うためには，患者さんの歯列，顎堤の形態にあわせた個人トレーを製作する必要があり，精密印象より補綴装置を製作するための作業用模型がつくられる．
　ここでは，一般的な材料であるトレー用レジンの操作方法と，残存歯などによるアンダーカットの処理に必要な基本的なサベイヤーの取扱いを習得する．

● 使用材料
（1）石膏
（2）パラフィンワックス
（3）シートワックス
（4）絆創膏
（5）レジン分離剤またはワセリン
（6）トレー用レジン（常温重合レジン）
（7）モデリングコンパウンド
（8）磨き砂
（9）酸化亜鉛粉末，酸化クロム

● 使用機器
（1）ゴム陰型
（2）ラバーボウル
（3）スパチュラ
（4）バイブレーター
（5）鉛筆，色鉛筆，油性ペン
（6）筆
（7）サベイヤー，測定杆
（8）デザインナイフ
（9）彫刻刀
（10）ワックス形成器
（11）アルコールトーチ
（12）トレー用レジン専用ボウル，ヘラ
（13）切削・研磨器具※
（14）ノギス，デンタルメジャー
（15）真空練和器

※切削・研磨器具については，p. 3 参照．

I 印象採得に伴う操作

〔製作順序〕

① 研究用模型の製作

研究用模型は概形印象よりつくる模型で，治療方針の決定，患者さんへの説明，個人トレーの製作などに用いられる．

① 石膏を必要量とり，計測した水と練和する．
　〈　　　　　〉石膏【　　　　　　】（　　　　）g，
　水（　　　　）ml

② バイブレーターを用いてゴム陰型に石膏泥を注入する．

③ 石膏硬化後（　　　分後），ゴム陰型から取り出す．

② 個人トレーの製作

患者さんの歯列，顎堤の形態に合わせた個人トレーを製作することで印象材の厚さが一定となり，精度のよい作業用模型が得られる．

◆1 着脱方向の決定

① 測定杆をサベイヤーに取りつけ，研究用模型を模型台に設置する．

② 研究用模型の角度を変化させながら，残存歯，顎堤のアンダーカット分布量がもっとも平均する方向を探す．

Check Point!

臨床では，歯科医師が既製トレーを用いて採得した印象（概形印象）から研究用模型を得る．そのため模型の側面，辺縁部はトリミングが必要となる

石膏泥は一方向から注入し，気泡の発生を防ぐ．
石膏泥は振動を与えることで流動性がよくなる（チクソトロピー）．

> **Check Point!**
> 印象採得の方法は2種類あり，それによってトレー外形線の位置が異なる．

2 トレー外形線の記入

　欠損部は，解剖学的印象（歯根膜負担義歯）では床外形線と一致させ，機能的印象（粘膜負担義歯）では床外形線より2～3mm短く設定する．

　残存歯部唇・頬側は，歯肉頬移行部より2～3mm短く設定し，口蓋後縁部は床外形線に一致させるかやや長めとする．

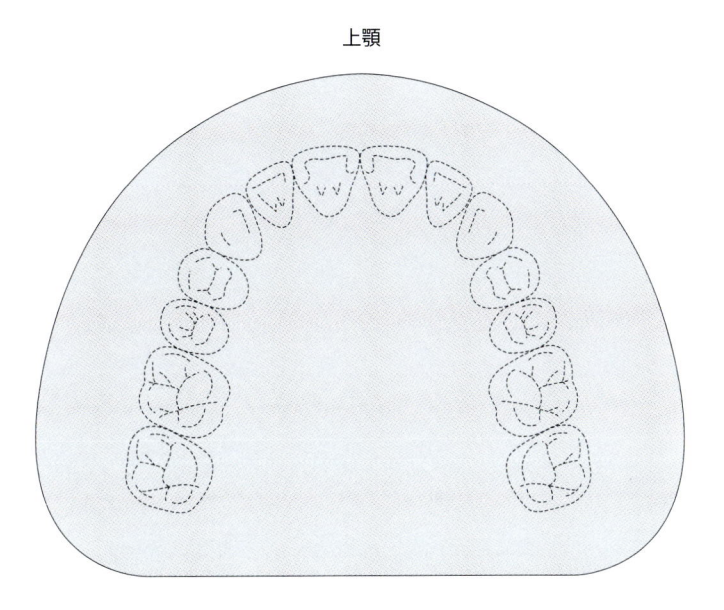

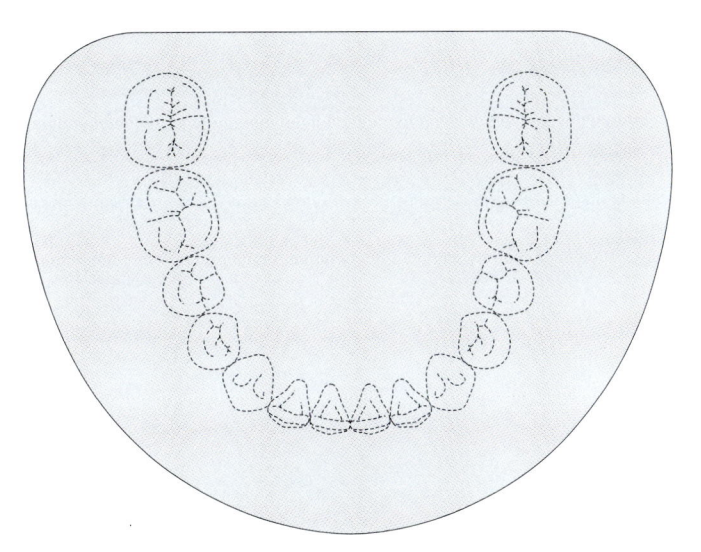

上顎

下顎

I 印象採得に伴う操作

❸ リリーフ，ブロックアウト

義歯や個人トレーで加圧したくない部分を緩衝するのがリリーフであり，着脱の妨げとなるアンダーカット部を埋めるのがブロックアウトである．

① リリーフする場所を設計する．

② シートワックスもしくは絆創膏でリリーフを行う．

リリーフする場所		シートワックス	絆創膏
上顎	口蓋隆起部	(#　)，(　)枚	(　)枚
	切歯乳頭部	(#　)，(　)枚	(　)枚
	フラビーガム	(#　)，(　)枚	(　)枚
下顎	下顎隆起部	(#　)，(　)枚	(　)枚
	フラビーガム	(#　)，(　)枚	(　)枚

③ アンダーカット部をパラフィンワックスでブロックアウトする．

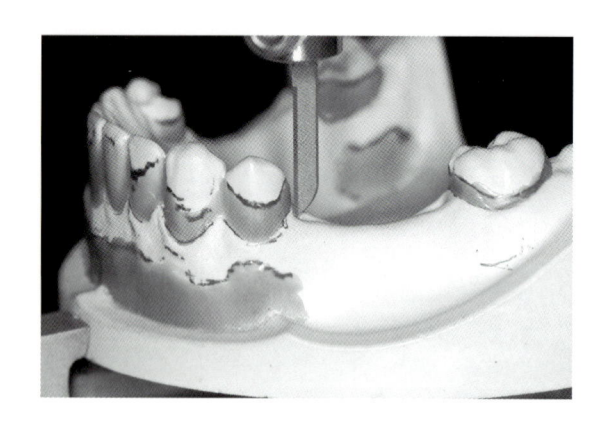

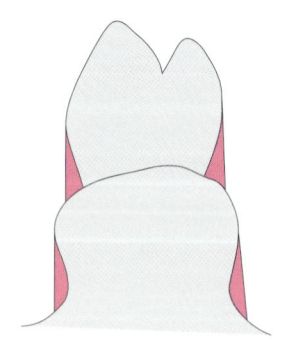

部分床義歯

4 スペーサーの設置

印象材の入る間隙を確保するために行う．

① パラフィンワックスもしくはシートワックスを軟化させる．

② 気泡を巻き込まないように注意しながら研究用模型に圧接する．

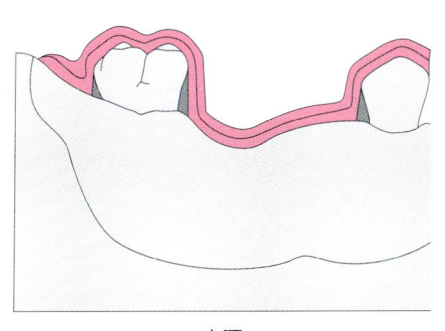

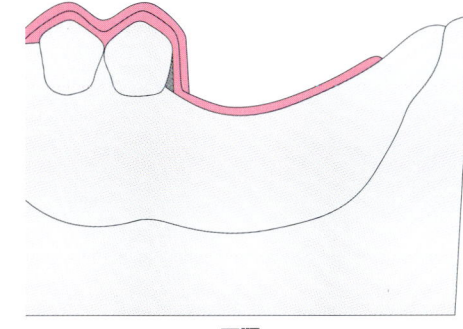

上顎　　　　　　　　　　　下顎

	シートワックス	パラフィンワックス
残存歯部	（　　）枚	（　　）枚
粘膜面部	（　　）枚	（　　）枚

③ トレー外形線に沿って，デザインナイフなどで切除する．

④ 圧接したワックスの辺縁を溶着する．

⑤ 残存歯上のワックスを2〜3カ所切り取り，石膏面を露出させる（ストッパー）．

⑥ 切り取ったあとのワックス辺縁を研究用模型に溶着する．

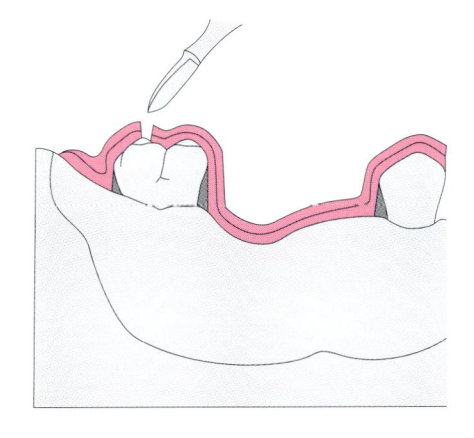

> **Check Point!**
>
> ワックスがしっかり研究用模型に圧接されていないと，辺縁を溶着するときにワックスが収縮して作業が困難となる．また，軟化したワックスを強く圧接すると，部分的に薄くなるので注意する．
>
> 研究用模型面に対して垂直に切除する．
>
> ストッパーの位置は口腔内で個人トレーが安定するように設定する．

I 印象採得に伴う操作

⑤ トレー用レジンの圧接

① ワックスの圧接が終了した研究用模型にワセリンやレジン分離剤を塗布する．

　　ワセリンまたはレジン分離剤【　　　　　　　　】

② トレー用レジンを計量する．

　　トレー用レジン【　　　　　　　　】
　　上顎：粉（　　　　）g，液（　　　　）ml
　　下顎：粉（　　　　）g，液（　　　　）ml

③ 専用のボウルとヘラを用いてトレー用レジンを練和する．

④ トレー用レジンが餅状になったら，ストッパー部へ少量を圧接する．

⑤ 残りのトレー用レジンを3mmの厚さに伸ばし，気泡を巻き込まないように研究用模型に圧接する．

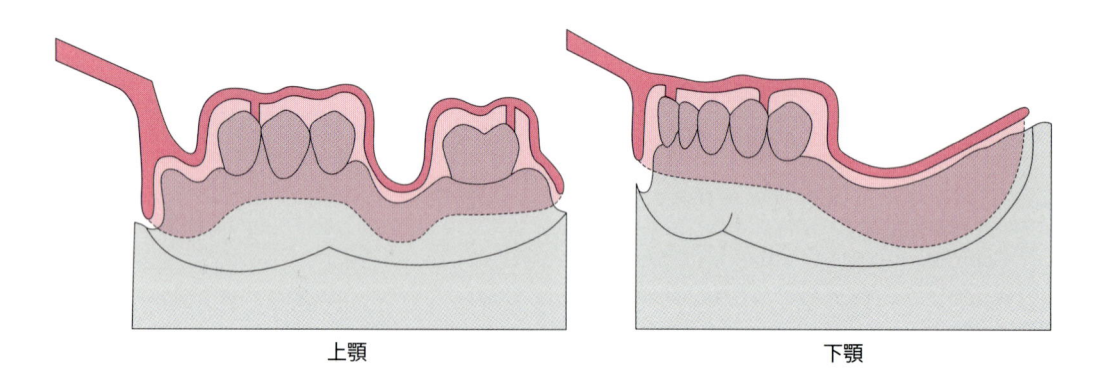

上顎　　　　　　　　下顎

⑥ トレー用レジンが硬化する前に，彫刻刀などで細部の修正や余分なレジンの切除を行う．最終的に2mmの厚さになるように調整する．

⑦ トレーの柄を形成して，トレー本体に取りつける．

> Check Point!
>
> トレーの柄は，印象採得時に口唇に強く接触しない位置，方向に取りつける．

部分床義歯

Check Point!
レジン硬化時の発熱でワックス表面が溶け，レジンと溶着する場合があるので，取りはずすときは残存歯部を破折させないよう注意する．

6 形態修正

① トレー用レジンが硬化したら，研究用模型から取りはずす．

② トレーの外形線に一致するように辺縁を〈　　　　　〉で整え，表面の厚さを〈　　　　　〉で調整する．

③ 〈　　　　　　　〉を用いて研磨する．

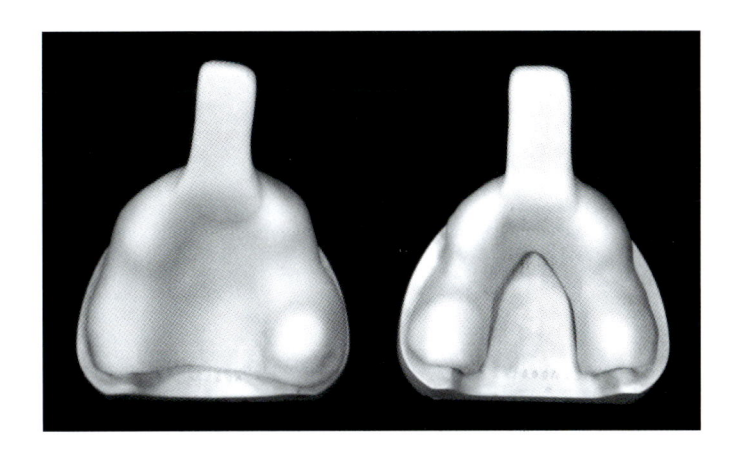

3 作業用模型の製作

臨床では，歯科医師が個人トレーを用いて採得した印象（精密印象）から作業用模型を得る．そのため，印象辺縁部の保護と注入する石膏の厚みを確保するためボクシングを行う必要がある．

作業用模型は個人トレーを用いた精密印象よりつくる模型で，義歯の製作に用いられる．

① 真空練和器を用いて石膏を練和する．
　〈　　　　〉石膏【　　　　　　　】
　上顎：（　　　）g，水（　　　）ml，練和時間（　　　）秒
　下顎：（　　　）g，水（　　　）ml，練和時間（　　　）秒

② バイブレーターを用いてゴム陰型に石膏泥を注入する．

変形を防止するため模型の厚さは最低 10 mm 必要である．

③ 石膏硬化後（　　　分後），ゴム陰型から取り出す．

II 咬合採得に伴う操作

〔実習の概要〕

　患者さんの上下顎の咬合状態は咬合器上で再現され，それに基づいて義歯が製作される．そのため歯科医師によって咬合状態を記録する咬合採得は重要な操作であり，欠損している部分の咬合状態を記録するための咬合床が必要となる．
　ここでは，咬合床の製作方法と，それを用いた上下顎作業用模型の咬合器装着について習得する．

●使用材料
(1) リリーフ材（鉛箔，シートワックス，絆創膏）　(2) パラフィンワックス
(3) レジン分離剤　　　　　　　　　　　　　　　(4) トレー用レジン（常温重合レジン）
(5) 石膏，水　　　　　　　　　　　　　　　　　(6) ワセリン

(6) は，スプリットキャスト法で咬合器に装着する場合．

●使用機器
(1) 鉛筆　　　　　　　　　　　　　　(2) ワックス形成器
(3) 彫刻刀　　　　　　　　　　　　　(4) アルコールトーチ
(5) 咬合器　　　　　　　　　　　　　(6) ノギス，デンタルメジャー
(7) ラバーボウル　　　　　　　　　　(8) スパチュラ
(9) 切削・研磨器具※

※切削・研磨器具については，p.3参照．

II 咬合採得に伴う操作

〔製作順序〕

① 咬合床の製作

咬合床は基礎床と咬合堤で構成されており，口腔内の上下顎の位置関係を記録し，咬合器上に再現するために製作される．

1 基礎床の製作

① 作業用模型に設計線を記入する．

② 〈　　　　　　　　　〉を用いてアンダーカットをブロックアウトする．

> 基礎床の外形線は床外形線と一致させるが，口腔内で安定させるため広くすることもある．

③ リリーフを行う．

リリーフする場所	使用材料	厚み・枚数
		mm,　枚
		mm,　枚
		mm,　枚
		mm,　枚
		mm,　枚
		mm,　枚
		mm,　枚

④ レジン分離剤を薄く塗布する．
　　レジン分離剤【　　　　　　】

⑤ トレー用レジンを圧接する．
　　トレー用レジン【　　　　　　】

⑥ レジン硬化後，タングステンカーバイドバーで外形を整え，ペーパーコーンで辺縁を丸く処理する．

> 残存歯にはみ出したままレジンが硬化すると，作業用模型のアンダーカット部に圧接されたレジンにより模型から取りはずすことができなくなる．したがって，残存歯にはみ出したレジンは硬化するまでに取り除いておく．

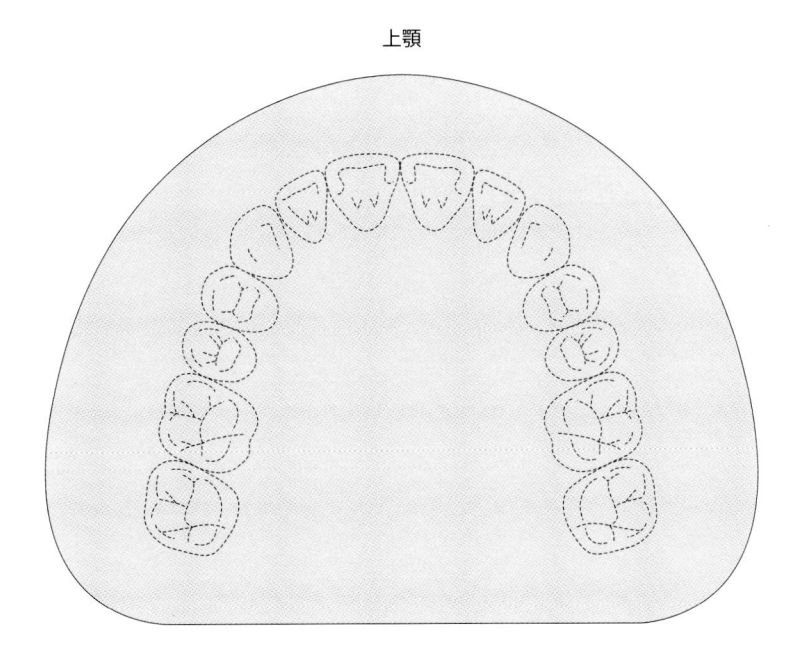

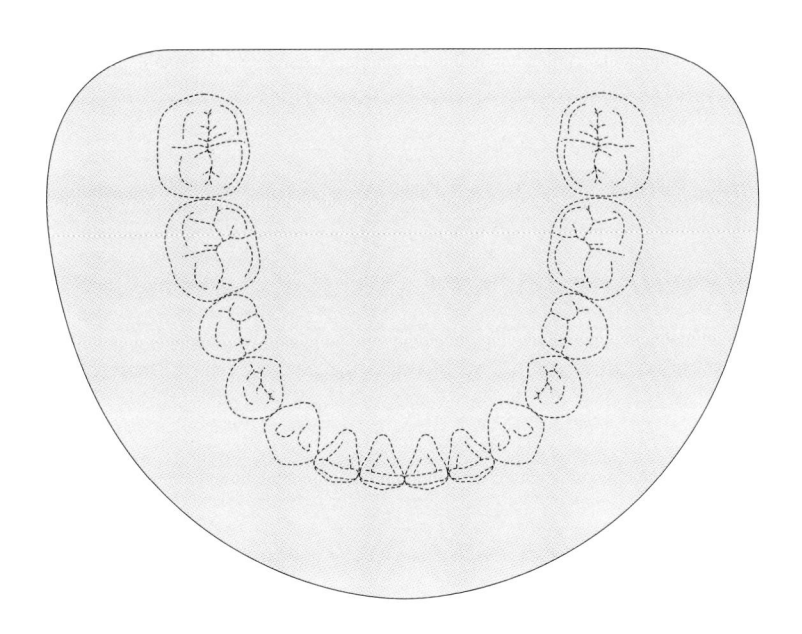

部分床義歯

上顎

下顎

II 咬合採得に伴う操作

❷ 咬合堤の製作

① 「全部床義歯」の製作方法に準じてパラフィンワックスで製作し，必要な大きさに整える．

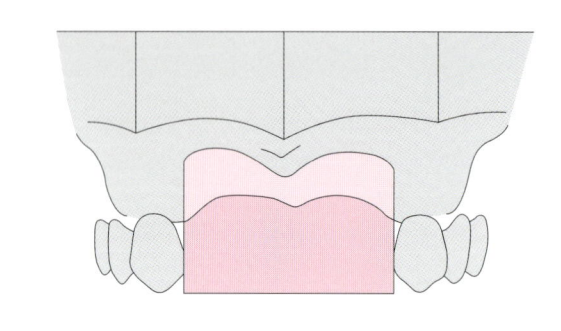

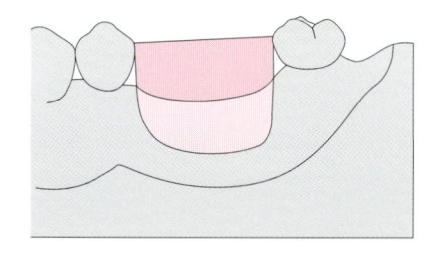

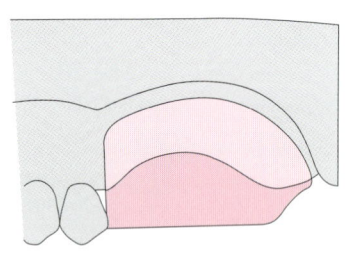

		前歯部	臼歯部	
			小臼歯部	大臼歯部
幅		約5mm	約7mm	約10mm
高さ	残存歯あり	中切歯切縁または犬歯尖頭	残存歯の辺縁隆線	
	残存歯なし	上顎：床辺縁部から22mm	上顎：ハミュラーノッチから5〜7mm	
		下顎：床辺縁部から18mm	下顎：レトロモラーパッドの1/2	

② 咬合平面部をペーパーコーンで平滑に仕上げる．

③ 咬合平面部以外はアルコールトーチで滑沢に仕上げる．

❷ 咬合器装着

　支台装置の対合歯との位置関係の調整や，人工歯排列，咬合調整は咬合器上で行うため，咬合器装着は慎重に行う必要がある．

　咬合器装着の手順については，「全部床義歯」の製作方法に準ずる．

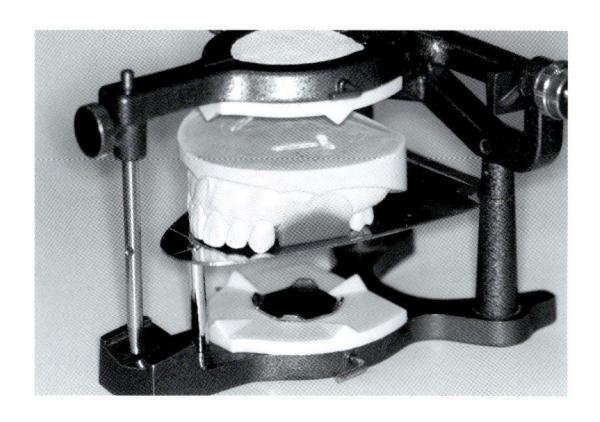

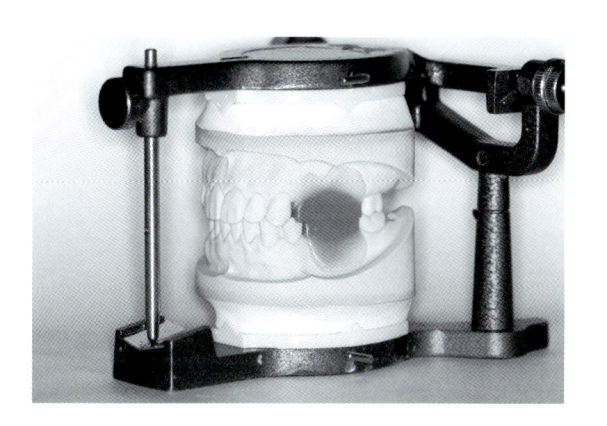

III 設計に伴う操作

〔実習の概要〕

部分床義歯は可撤性の補綴装置であるため，患者さん自身が着脱できるように，また口腔内から簡単にはずれないように製作されなければならない．そのため義歯の設計において，サベイングによるアンダーカットの測定が重要である．
ここでは，サベイヤーの使用方法を理解し義歯の設計を行う．

●使用材料
(1) 石膏またはパラフィンワックス　　　(2) シートワックスまたは絆創膏
(3) 咬合紙

●使用機器
(1) サベイヤー　　　　　　　　　　　(2) 鉛筆，色鉛筆
(3) ワックス形成器　　　　　　　　　(4) スパチュラ
(5) ラバーボウル　　　　　　　　　　(6) 彫刻刀
(7) 切削・研磨器具※

(4)，(5)は，ブロックアウトを石膏で行う場合．
※切削・研磨器具については p.3 参照．

サベイヤーの付属品
① 測定杆（アナライジングロッド）
② 補強鞘
③ 炭素棒（カーボンマーカー）
④ アンダーカットゲージ
　（左から 0.25 mm，0.5 mm，0.75 mm）
⑤ ワックストリマー
⑥ テーパートゥール
　（2°，6°）

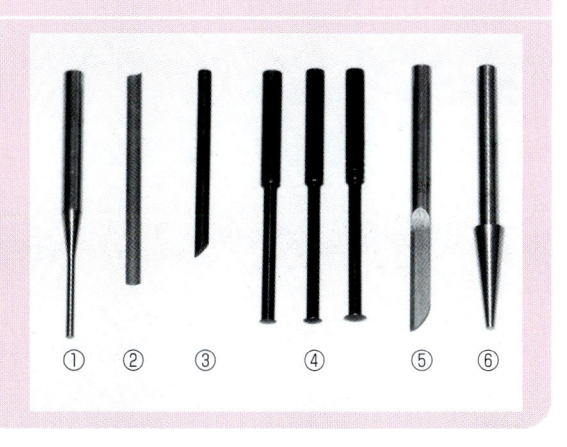

Ⅲ 設計に伴う操作

〔製作順序〕

❶ 仮設計

　仮設計は本来，歯科医師によってなされ歯科技工指示書に記載される．研究用模型に直接印記されることもある．

　ここでは，指導教員の指示に従って支台装置や床外形線，バーの設計を記載し歯科技工指示書を作成する．

❷ サベイング

　義歯を設計するには義歯の着脱方向に対するアンダーカットがポイントとなる．そこで設計前に作業用模型上でアンダーカットの有無や量を計測する必要がある．この操作をサベイングという．

❶ 着脱方向の決定

① 作業用模型を模型台に固定し，測定杆をスピンドルに取りつける．

② 作業用模型の咬合平面が測定杆と直角になるように設定する（0°傾斜）．

③ 模型台のネジを緩め，前後左右に動かして作業用模型の角度を変化させながら，測定杆で義歯の着脱方向を調べる（測定杆の方向が義歯の着脱方向となる）．

④ 着脱方向が決定したら模型台のネジを締め，作業用模型が動かないように固定する．

Check Point!

スピンドルに正しく取りつけられているか（スピンドルに対し平行か）確認する．

指定された支台装置に対して均等に適切な維持領域が存在する方向を調べる．

部分床義歯

Check Point!

2 サベイラインの描記

＜支台歯（鉤歯）＞

① 補強鞘に炭素棒を重ね，スピンドルに取りつける．

炭素棒は，事前にサンドペーパーなどで斜めに削っておく．

② 炭素棒の側面と支台歯（鉤歯）を接触させ，〈　　　　　〉を動かしながら支台歯（鉤歯）のサベイラインを描記する．同時に炭素棒先端を顎堤にも接触させてブロックアウト領域を描記する．

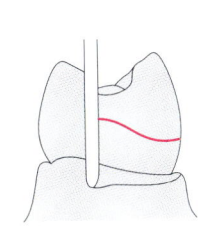

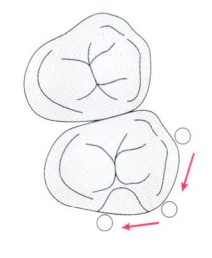

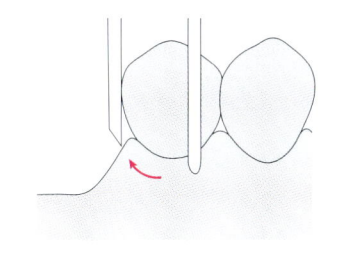

＜軟組織（顎堤）＞

軟組織部にサベイラインが必要な場合に行う．

軟組織（顎堤）のサベイラインを描記することによって，床外形線の設計やバーを設置する場合のブロックアウト部の指標とする．

① 補強鞘に炭素棒を重ね，スピンドルに取りつける．

サベイラインの描記は必ず炭素棒の側面で行い，先端で描いてはいけない．

② 炭素棒と軟組織（顎堤）を接触させ，〈　　　　　〉を動かしながら描記する．

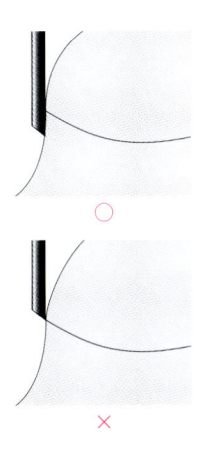

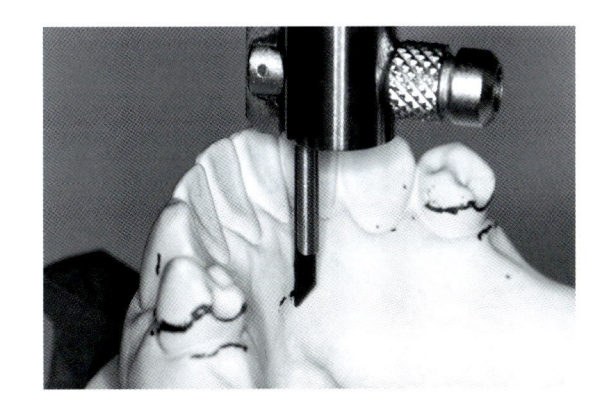

Ⅲ 設計に伴う操作

❸ 鉤尖の位置の決定

クラスプはその先端をアンダーカット部に設定することによって維持力を発揮する．アンダーカットの大きさによって維持力が変わることから，アンダーカットゲージの大きさを変化させて維持力をコントロールする必要がある．

① 指定された大きさのアンダーカットゲージをスピンドルに取りつける．

② 咬合紙を介在させ，クラスプ先端部の歯面にアンダーカットゲージの軸面を接触させる．

③ 接触させたままスピンドルを上方へ動かし，アンダーカットゲージの先端を歯面に接触させる．

④ そのままの状態で咬合紙を抜き取り，印記された部分に×印を描記する．

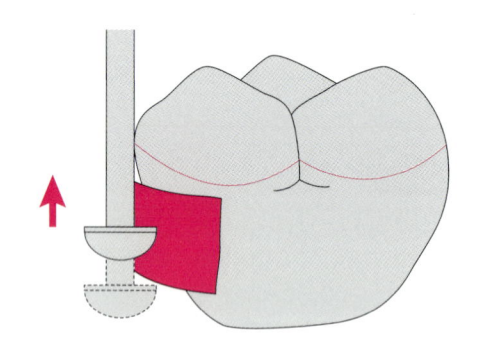

> **Check Point!**
> 一般にアンダーカットゲージはアンダーカット量の違いにより3種類（0.25 mm，0.5 mm，0.75 mm）ある．

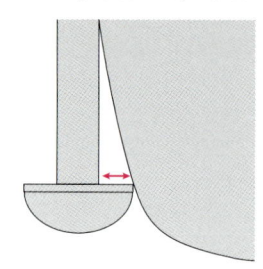

部分床義歯

> **Check Point!**
> 等高点の描記は着脱方向の決定後に行うこともある．

4 等高点（トライポッド）の描記

　一度模型台からはずした作業用模型を再度取りつけるとき，同じ着脱方向を再現するための指標として等高点（トライポッド）を描記する．

① 測定杆の先が作業用模型と接するところに咬合紙を介在させて軽く引き抜き，咬合紙が印記されたところに×印をつける．

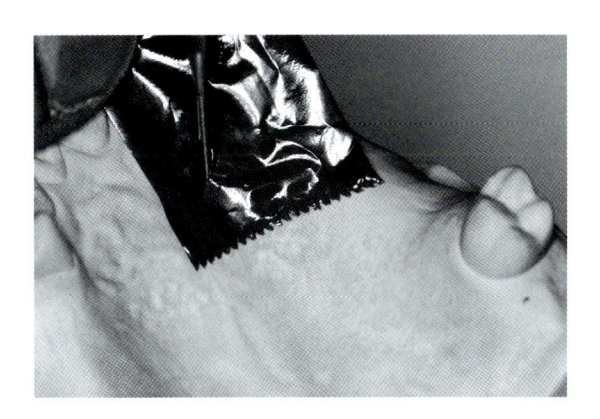

② スピンドルを固定して測定杆の高さを保ったまま，作業用模型と接する他の箇所にも同じように×印をつける．

> 等高点は3点以上必要であり，できるだけそれぞれを離す．前方に1カ所，後方左右に2カ所が一般的である．

III 設計に伴う操作

③ 床，クラスプ，バーの外形線描記

❶ 床の外形線描記

指定された位置に床外形線を描記する．

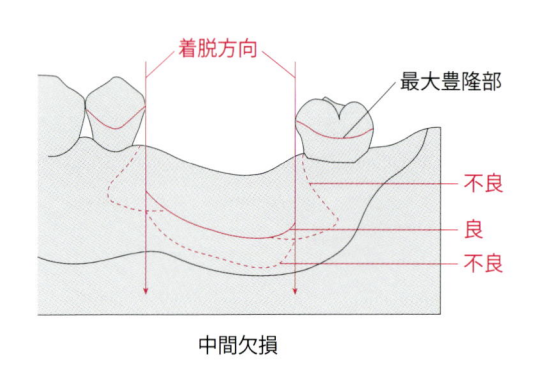

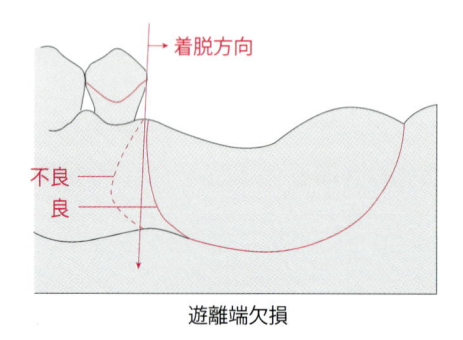

中間欠損

遊離端欠損

❷ クラスプの外形線描記

サベイラインと鉤尖の位置から，適切なクラスプの設計をする．

① クラスプの鉤腕部を滑らかに描記する．

② レスト，隣接面板などを描記する．

③ 鉤脚部を描記し，すべての構成要素をつなぐ．

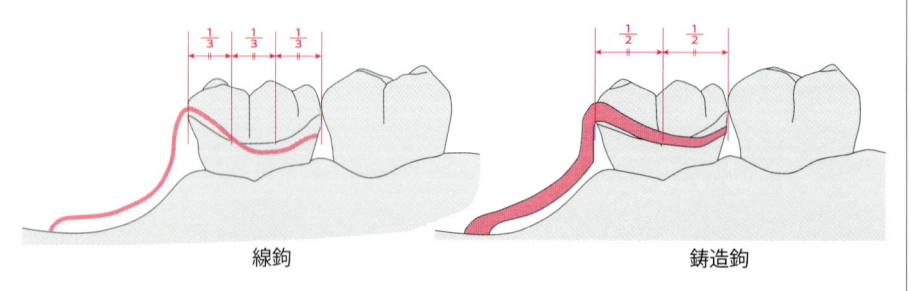

線鉤　　　　　鋳造鉤

Check Point!

残存歯歯頸部付近の床縁の設計は注意を要する．歯頸部を覆う場合は，前歯部は基底結節，臼歯部はサベイライン上もしくはすこし上とし，歯頸部から離す場合は，上顎は6mm，下顎は3mm以上離す．

中間欠損では支持の主体が支台装置であるため義歯床を短く設定し，義歯床による異物感を軽減させる．

遊離端欠損では支持の多くが顎粘膜であるため，金属床義歯と同様に義歯床を可及的に広く設定する．義歯の着脱の妨げとならないように床外形線は残存歯より欠損側に設定する．

対合歯とクラスプの関係を考慮して設計する．

鉤脚は支台歯の近遠心径と同等以上の長さが必要である．

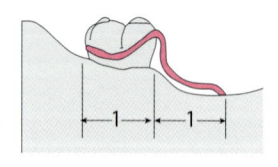

小さな中間欠損での鉤脚は，上下に重ねないように設計する．

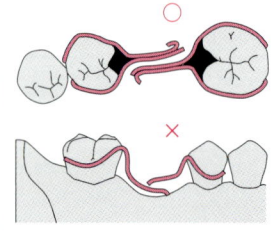

部分床義歯

Check Point!

パラタルバーは，設定される部位により前・中・後，側方および正中パラタルバーに分類されるが，設計に際しては走行する粘膜状態や舌の動きに注意が必要である．

リンガルバーの設計で舌側歯槽面に骨隆起などがある場合は，サベイライン上にリンガルバーの上縁を一致させ，粘膜と接するのは一部となる．

リンガルバーの上縁は歯頸部から 3 mm 以上離し，下縁は舌小帯から 1 mm 以上離す．

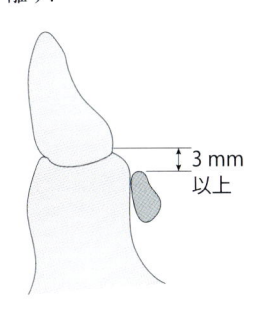

3 mm 以上

❸ バーの外形線描記

レジン床を小さくするため，バーを使用することもある．指定された位置にバーの外形線を描記する．

■ 設計線の区別

部分床義歯の設計は複雑で，一見しただけでは判断しにくい場合があるので，色分けで区別してもよい．

赤：金属になる部分（支台装置，バー，金属床などの外形線）

青：床外形線

黒：サベイライン，アンダーカットの計測点，骨隆起などリリーフする部分，ブロックアウトする部分，着脱方向，等高点など

◎リリーフ

●ブロックアウト

＋アンダーカット計測点

⊗等高点

Ⅲ 設計に伴う操作

④ ブロックアウト，リリーフ

できあがった部分床義歯（義歯床，クラスプ，バー）が着脱可能となるように，着脱方向に対してアンダーカットの部分をブロックアウトする．また，クラスプやバーの保持部が義歯床内に固定されるように，粘膜面側からレジンの入るスペースを空けるためにリリーフを行う．

> **Check Point!**
>
> リリーフは粘膜面の加圧したくない部分を緩衝するために行われるが，クラスプやバーの保持部を粘膜面から離すときにも設けられる．

1 ブロックアウト

① 作業用模型を（　　　）分間吸水させる．

> ①は石膏でブロックアウトする場合に行う．

② 石膏またはパラフィンワックスを，ブロックアウトする部分に盛り上げる．

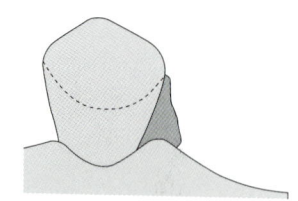

〈　　　　　〉石膏またはパラフィンワックス【　　　　　】

> ブロックアウトで使用する石膏は作業用模型と色を変えることで過不足を認識しやすい．

③ 支台歯および歯槽面を傷つけないよう慎重に石膏またはパラフィンワックスを削除する．

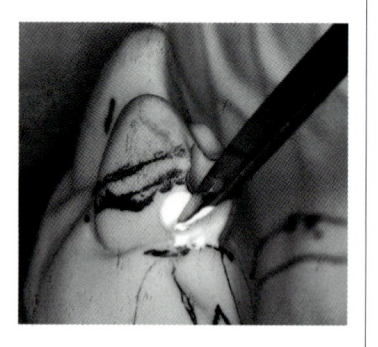

④ サベイングで描記したラインも参考にしながらブロックアウト部の確認を行う．

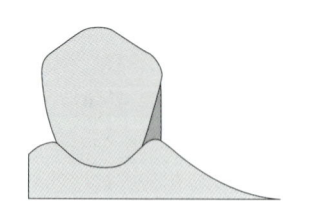

> 顎堤に描記したサベイラインに囲まれた空間（p.95参照）が着脱に対するアンダーカット領域である．

⑤ テーパートゥールを用いて（　　　）に設定する．

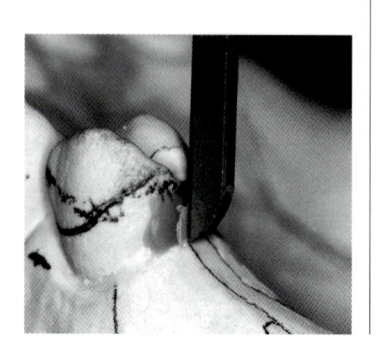

> テーパートゥールを用いる場合はサベイヤーを使う．その際，等高点から着脱方向を再現する必要がある．

部分床義歯

Check Point!

2 リリーフ

＜ワックスでリリーフする場合＞

① シートワックス（#　　　　）を軟化させる．

② 軟化したシートワックスをクラスプやバーの保持部に圧接する．

圧接したシートワックスは保持部の外形に沿って切除するのでなく，少し広く残すように切除する．

③ 不要なシートワックスは〈　　　　　　　〉で切除する．

④ 鉤脚部先端は外形より1〜2mm短く切除する（ティッシュストップ）．

⑤ シートワックスの辺縁をワックス形成器で作業用模型に溶着する．

ワックス表面に彫刻刀などで軽くなぞると，耐火模型にそのラインが印記される．

⑥ シートワックスの表面から，保持部の設計線を彫刻刀でなぞる．

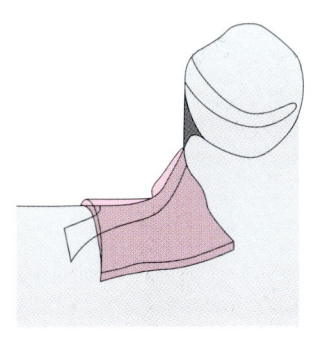

バータイプのクラスプは鉤脚部以外にもリリーフする場所があるので，必要な場合は指示に従う．

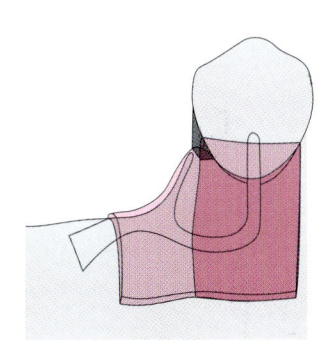

＜絆創膏でリリーフする場合＞

① 絆創膏を適切な大きさに切り，クラスプやバーの保持部に貼りつける．

② 絆創膏の表面から，保持部の設計線を〈　　　　　　　〉で描記する．

Ⅳ クラスプの製作

a 鋳造鉤

〔実習の概要〕

鋳造鉤はワックスパターンを模型から抜き取ることがないので，そのための変形がない．しかし耐火模型の製作に関する操作が増え，この操作により鋳造鉤の適合は大きく左右される．
ここでは，鋳造鉤の製作について，複印象から順を追って習得する．

●使用材料
(1) シートワックス
(2) 印象材
(3) 耐火模型材
(4) ビーズワックス
(5) コーティング材
(6) インレーワックス
(7) 既製ワックスパターンまたはワックス線
(8) パターン用接着剤（瞬間接着剤）
(9) 埋没材
(10) スプルー線
(11) 金属用研磨材
(12) レジン分離剤
(13) パターン用常温重合レジンまたはパターン用光重合レジン

(4)は，耐火模型の表面処理をワックスバス法で行う場合．
(5)は，耐火模型の表面処理をニスバス法で行う場合．
(8)は，ワックスアップに既製ワックスパターンを用いる場合．
(12)，(13)は，パターンの形成を作業用模型上で行う場合．

●使用機器
(1) 彫刻刀，デザインナイフ
(2) ワックス形成器
(3) ラバーボウル
(4) スパチュラ
(5) 真空練和器
(6) バイブレーター
(7) 鉛筆
(8) 電気炉
(9) 鋳造機，鋳造リング，リングライナー
(10) るつぼ
(11) 石膏鉗子
(12) 切削・研磨器具[※]
(13) 小筆
(14) 光重合器

(13)，(14)は，パターンの形成を作業用模型上で行う場合．
※切削・研磨器具については，p.3参照．

Ⅳ クラスプの製作
a 鋳造鉤

〔製作順序〕
＜耐火模型上でパターンを形成する方法＞

❶ 耐火模型の製作

① クラスプの支台歯（鉤歯）の部分にシートワックス（＃　　　）を圧接し，クラスプ下縁に沿って〈　　　　　〉で切除する．

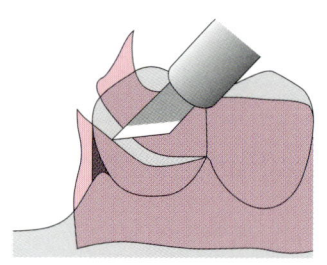

② シートワックスの辺縁をワックス形成器で溶着する．

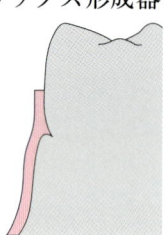

③ 〈　　　　　　〉印象材を用いて，作業用模型の複印象を行う．
　　印象材【　　　　　　　　】

　　　　　　　　　　　　　　　　　　　　　　　アルジネート印象材を使用する場合は，作業用模型を吸水させてから行う．

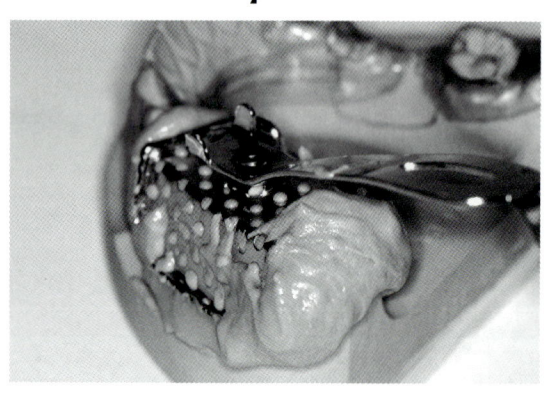

④ 印象材硬化後，作業用模型から撤去する．

⑤ 耐火模型材を真空練和器で練和し，バイブレーターを用いて印象に注入する．
　　耐火模型材【　　　　　　　　】

⑥ 耐火模型材硬化後（　　　分後），印象から撤去する．

❷ 表面処理

耐火模型材は脆く，そのままワックスアップを行うと耐火模型が欠けやすいため，表面処理を行う必要がある．表面処理により耐火模型の表面が滑沢になるため，ワックスの溶着も容易になる．

＜ワックスバス法で行う場合＞

① 耐火模型を（　　　）℃の電気炉に入れ，十分乾燥させる．

② （　　　）℃のビーズワックスに（　　　）分間浸漬する．

③ 耐火模型を取り出して余分な溶液を除去し，自然乾燥させる．

＜ニスバス法で行う場合＞

① 耐火模型を（　　　）℃の電気炉に入れ，十分乾燥させる．

② 耐火模型を取り出し，室温まで放冷する．

③ コーティング材を耐火模型から 30 cm 離して吹きつける．

> コーティングが厚くなると鋳造物にバリができるので注意する．
>
> 筆でコーティングする材料もある．

Ⅳ クラスプの製作
a 鋳造鉤

❸ ワックスアップ

＜既製ワックスパターンを圧接する場合＞

① 耐火模型上に鋳造鉤の設計線を描記する．

② 既製ワックスパターンの先から（　　　）mm のところで切断する．
既製ワックスパターン【　　　　　　】

③ 鉤尖部から鉤体部に向かって，支台歯（鉤歯）のステップに沿って圧接する．

④ 〈　　　　　　〉を用いてワックスパターンを接着し，鉤体部付近で切断する．

⑤ 鉤腕以外の部分に〈　　　　　　〉を盛り上げ，形態を修正する．

⑥ 〈　　　　　　〉を用いて耐火模型を可及的に小さくトリミングする．

⑦ ワックスパターンに〈　　　　　　〉を植立し（スプルー線），
（　　　）分間吸水させる．

Check Point!

クラスプ下縁線にシートワックスによるステップがあるので，そこを基準にクラスプのワックスアップを行う．

Check Point!

＜ワックス線を利用した盛り上げ法で行う場合＞

① 耐火模型上に鋳造鉤の設計線を描記する．

② ワックス線（#　　　）を圧接する．
　　ワックス線【　　　　　　】

③ ワックス線を目安として，所要の厚さ，幅，形態に修正する．

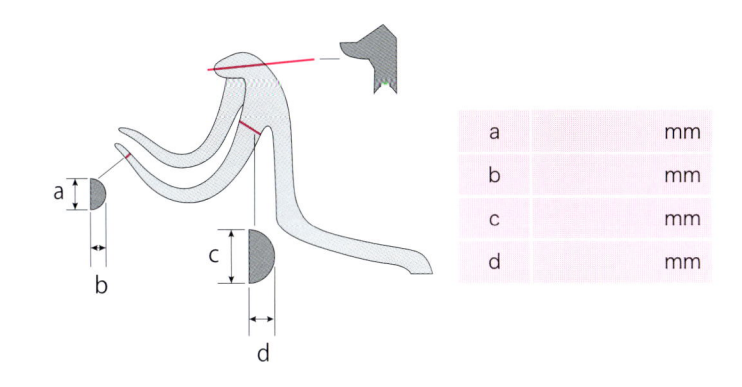

a	mm
b	mm
c	mm
d	mm

④ ＜既製ワックスパターンを圧接する場合＞⑤〜⑦と同様の操作を行う．

Ⅳ クラスプの製作
a 鋳造鉤

❹ 埋没,鋳造

① 円錐台に植立したあと,真空練和した埋没材で埋没する.
　　埋没材【　　　　　　　　】

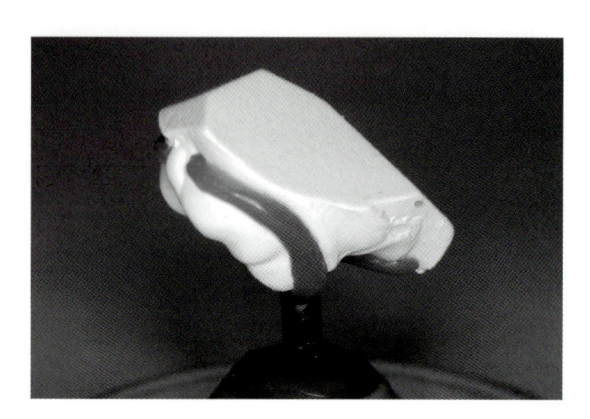

② 指定された方法で鋳造を行う.
　　鋳造方法〈　　　　　　　　　　　　　　　　　　　〉

③ 鋳造リングを自然放冷した後,鋳造物を取り出して埋没材を除去する.

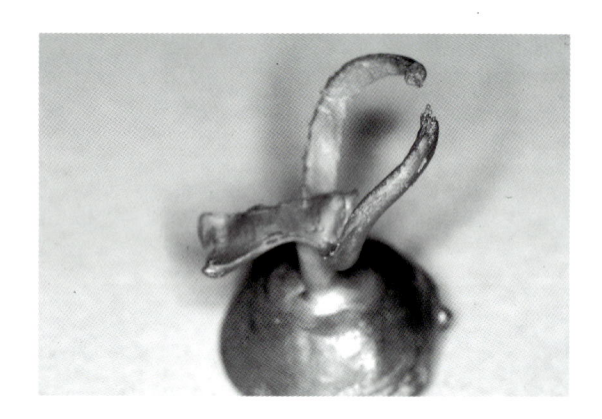

④ セパレーティングディスクを用いてスプルー部を切断する.

⑤ 〈　　　　　　　　〉を用いてクラスプ内面の気泡を取り除く.

⑥ カーボランダムポイントを用いて形態修正する.

⑦ ペーパーコーンを用いて粗研磨を行う.

Check Point!

耐火模型ごと埋没する場合は,その重量でスプルーが曲がることがあるので注意する.

鋳造体の変形に注意する.

Check Point!

軟化熱処理を行うことで合金内のひずみが開放され，硬化熱処理を行うことで合金の機械的強度を高める．

❺ 熱処理

屈曲したものや鋳造体の機械的強度を高めるために熱処理を行う．

❶ 軟化熱処理

（　　　）℃で（　　　）分間加熱した後，水中で急冷する．

❷ 硬化熱処理

電気炉中で（　　　）℃まで（　　　）分間かけて冷却し，その後，室温で徐冷する．

❻ 研 磨

鉤脚部は，カーボランダムポイントの面粗さにしておく．

① シリコーンポイントを用いて中研磨を行う．

② 〈　　　　　〉に金属用研磨材をつけて仕上げ研磨を行う．

Ⅳ クラスプの製作
a 鋳造鉤

〔製作順序〕
＜作業用模型上でパターンを形成する方法＞

❶ パターン形成

① 作業用模型にレジン分離剤を薄く塗布する．

② クラスプの形態を考慮しながらパターン用常温重合レジンを盛り上げる．または，パターン用光重合レジンを圧接し，光重合させる．
　パターン用レジン【　　　　　　　】

③ レジン硬化後，作業用模型からレジンパターンを取りはずし，〈　　　　　　〉を用いて形態修正をする．

④ レジンパターンを作業用模型に戻し，〈　　　　　　　〉を植立する（スプルー線）．

❷ 埋没，鋳造

＜耐火模型上でパターンを形成する方法＞に準ずる．

❸ 熱処理

＜耐火模型上でパターンを形成する方法＞に準ずる．

❹ 研　磨

＜耐火模型上でパターンを形成する方法＞に準ずる．

Check Point!

レジンパターンを形態修正するとき，変形させやすいので注意する．

■コンビネーションワイヤークラスプ

線鉤の弾性を利用し，唇・頬側腕の線鉤と舌側腕の鋳造鉤を組み合わせる．

① 作業用模型の唇・頬側に線鉤を屈曲する．
② 作業用模型にレジン分離剤を薄く塗布して線鉤を適合させ，〈　　　　　　　〉を用いて鉤脚部を仮着する．
③ 舌側腕およびアップライト，鉤脚部にパターン用レジンを小筆で築盛する．

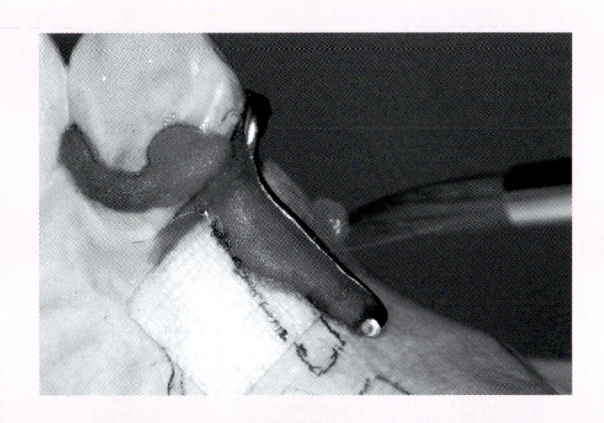

④ レジン硬化後，作業用模型からレジンパターンを取りはずし，〈　　　　　　　〉で形態修正する．
⑤ パターン用レジンにスプルー線を植立し，線鉤と分離させて埋没，鋳造を行う．

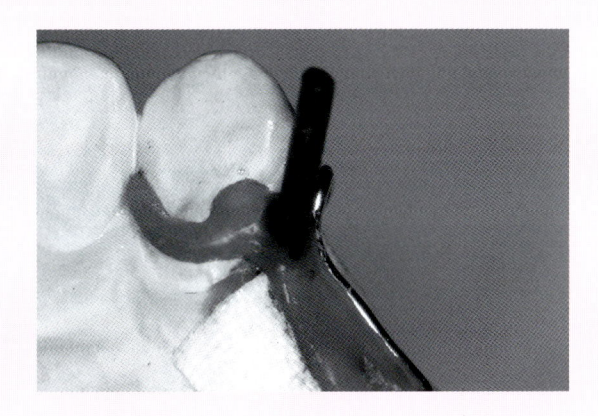

⑥ 研磨した舌側腕と線鉤を組み合わせる．

IV クラスプの製作

b 線鉤

〔実習の概要〕

線鉤は弾性に優れているため深いアンダーカットを利用でき，また細い形態をしているため審美性が問題となる前歯部によく用いられる．しかし，弾性のある線鉤は支持がまったくなく，部分床義歯で重要とされている支持構造としてのレストは強固なものが必要となる．

ここでは線鉤の屈曲および線鉤用のレストの製作について習得する．

● 使用材料
（1）ワイヤー　　　　　　　　　　　　　　　（2）ワックス分離剤
（3）スティッキーワックス　　　　　　　　　（4）インレーワックス
（5）スプルー線（ワックス線，レジン線，金属線）　（6）鋳造用埋没材
（7）ろう　　　　　　　　　　　　　　　　　（8）ろう付け用埋没材
（9）レスト板　　　　　　　　　　　　　　　（10）ろう付け用フラックス
（11）金属半円線

（9），（10）は，レストを流ろう法で製作する場合．
（11）は，レストを屈曲法で製作する場合．

● 使用機器
（1）ワイヤーニッパー　　　　　　　　　　　（2）屈曲プライヤー*
（3）油性ペン　　　　　　　　　　　　　　　（4）金属やすり
（5）鋳造機，鋳造リング，リングライナー　　（6）切削・研磨器具※
（7）金冠バサミ　　　　　　　　　　　　　　（8）バーニッシャー
（9）鉄ちん

（5）は，レストを鋳造法で製作する場合．
（7），（8）は，レストを流ろう法で製作する場合．
（9）は，レストを屈曲法で製作する場合．
※切削・研磨器具については，p.3参照．

*屈曲プライヤー

ピーソープライヤー，ヤングプライヤー，バードビークプライヤー，河邊式プライヤー，三嘴鉗子　など

IV クラスプの製作
b 線鉤

〔製作順序〕

① クラスプの屈曲

＜単純鉤を製作する場合＞

① ワイヤーを（　　　　）mmに切断する．ワイヤーがたわんでいる場合は，まっすぐに修正する．

② ワイヤーの先をループ状に曲げて維持部をつくる．

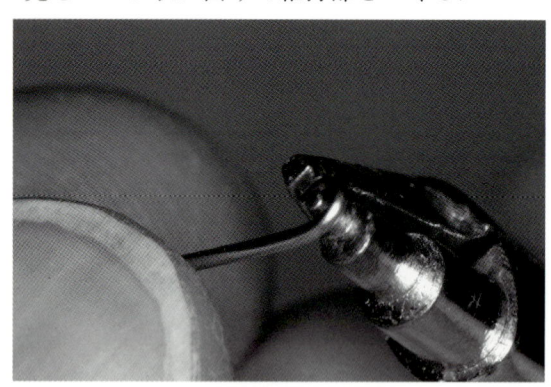

③ 作業用模型上で鉤脚部の長さをあわせ，屈曲してアップライト部をつくる．

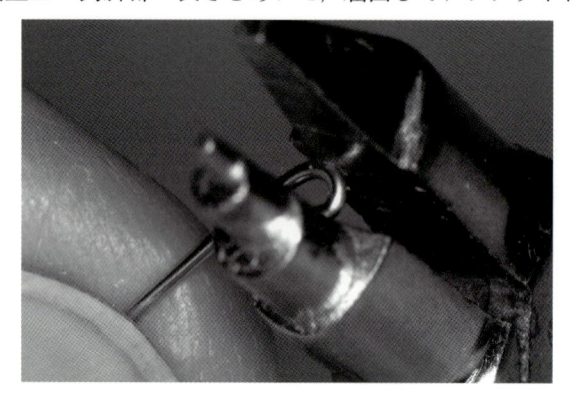

④ 作業用模型に適合させ，支台歯の最大豊隆部（サベイライン上）と一致するところからワイヤーの直径分低いところに，〈　　　　〉でマーキングする．

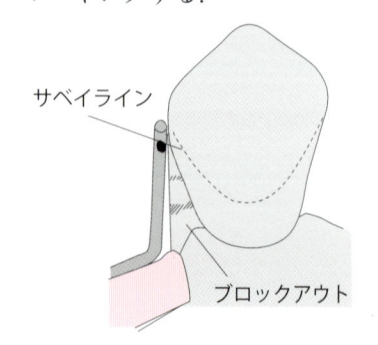

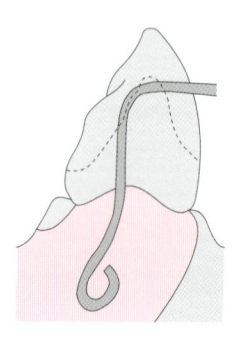

サベイライン
ブロックアウト

Check Point!

ワイヤーニッパーで挟んだ左右のワイヤーを手で持って切断し，ワイヤーが飛ばないように注意する．短くて持てない場合は，床に向けるなどして他人に飛ばないようにする．

プライヤーの丸いほうを内側にして屈曲すると緩やかに曲がるのでワイヤーに傷がつきにくい．逆に角張ったほうを内側にすると鋭く曲がり，傷がつきやすい．

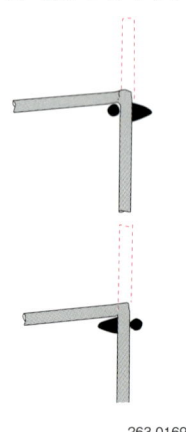

263-01696

114

部分床義歯

Check Point!

⑤ マーキングしたところから歯面に向かって曲げ，アップライト部から鉤体の移行部まで適合させる．

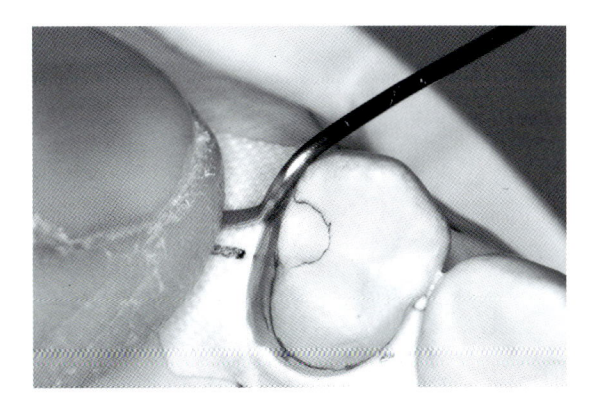

ワイヤーを支台歯に適合させていくとき，いままで適合していた部分が新たに屈曲したことで不適合になった場合は，新たに屈曲した部位を調整する．

ワイヤーを屈曲していくと，模型の凹凸により曲げようとするワイヤーの先が模型に接触する場合がある．そのときは，曲げる方向および形態の邪魔にならないようにワイヤーを逃がす．ワイヤー屈曲の際は，屈曲によりどのような状態になるのかを絶えず予測する必要がある．

⑥ 順次曲げる箇所をマーキングしながら少しずつ曲げ，適合を確認しながら鉤腕部の屈曲を進める．

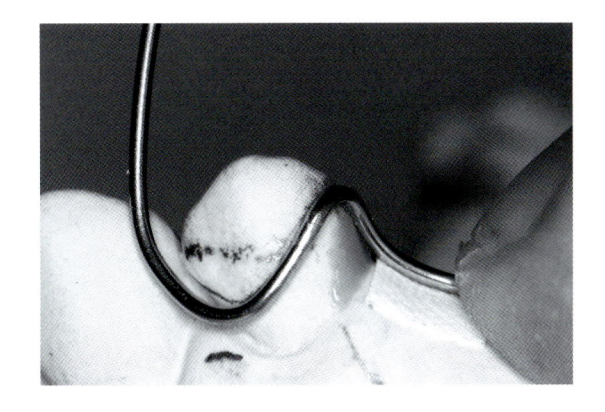

⑦ 鉤腕部の屈曲が終わったらワイヤーを歯間部に入る長さに切断する．

⑧ 切断したワイヤーの先は河邊式プライヤー（三嘴鉗子）で適合させる．

切断したワイヤーの端は鋭く危険なので，必ず角を丸めておく．

⑨ 〈　　　　　　　　　〉を用いて先を丸める．

Ⅳ クラスプの製作
b 線鉤

＜二腕鉤（一線法）を製作する場合＞

① ワイヤーを（　　　　　）mm に切断する．ワイヤーがたわんでいる場合は，まっすぐに修正する．

② ワイヤーの中央部から曲げ，平行になるように調整する．

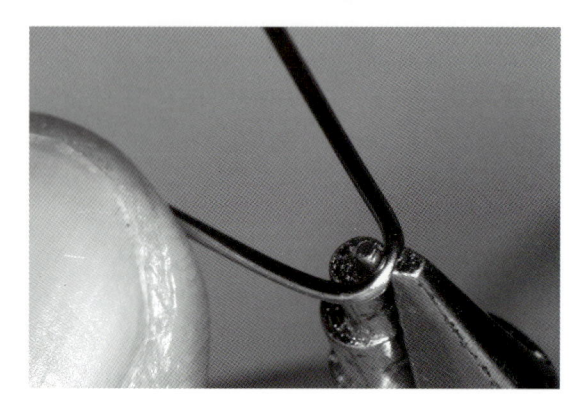

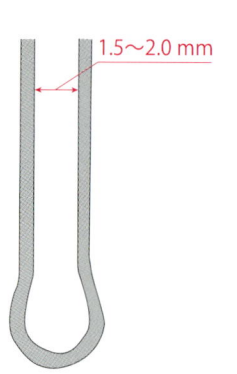

1.5〜2.0 mm

③ 作業用模型上で鉤脚部の長さをあわせ，屈曲してアップライト部をつくる．

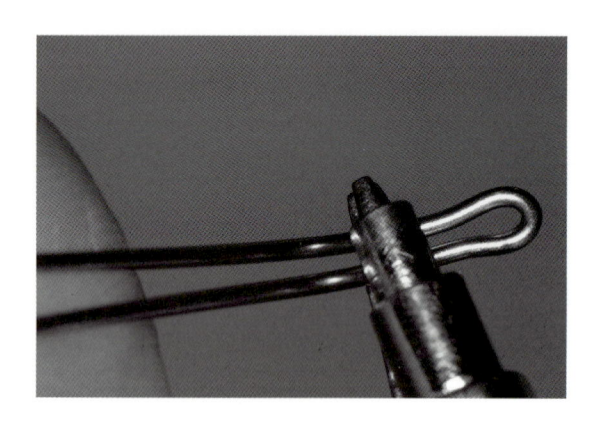

④ 作業用模型に適合させ，支台歯の最大豊隆部（サベイライン上）と一致するところからワイヤーの直径分低いところに，〈　　　　　〉でマーキングする．

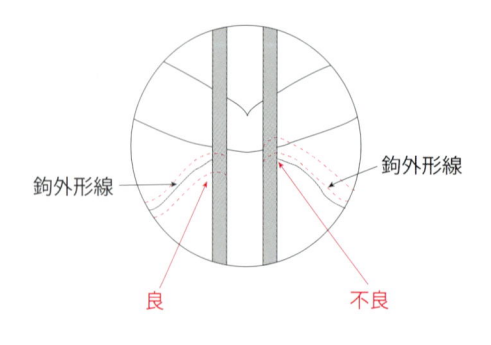

鉤外形線　　　鉤外形線
良　　　不良

Check Point!

ワイヤーニッパーで挟んだ左右のワイヤーを手で持って切断し，ワイヤーが飛ばないように注意する．短くて持てない場合は，床に向けるなどして他人に飛ばないようにする．

プライヤーの丸いほうを内側にして屈曲すると緩やかに曲がるのでワイヤーに傷がつきにくい．逆に角張ったほうを内側にすると鋭く曲がり，傷がつきやすい．

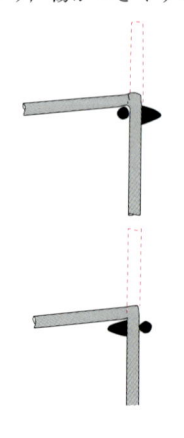

263-01696

部分床義歯

Check Point!

⑤ 頰側,舌側ともマーキングしたところから歯面に向かってまげ,アップライト部から鉤体の移行部まで適合させる.

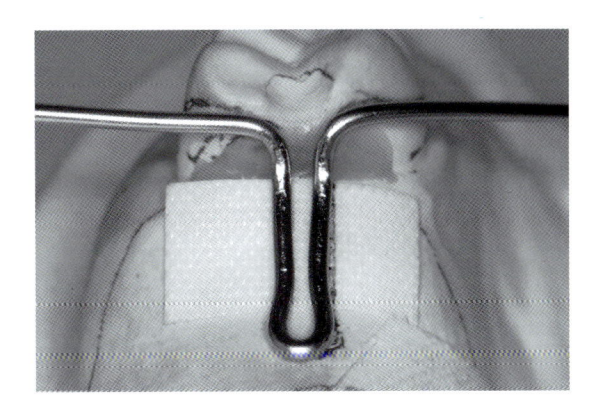

⑥ 順次曲げる箇所をマーキングしながら少しずつ曲げ,適合を確認しながら鉤腕部の屈曲を進める.

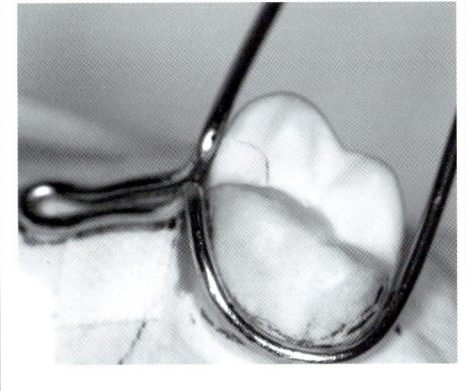

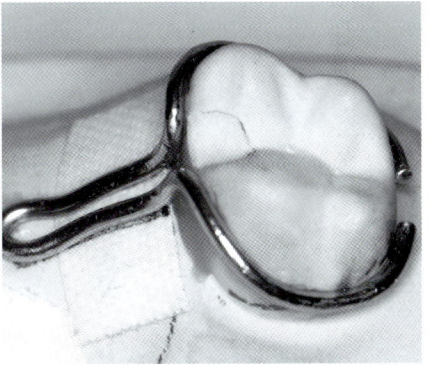

ワイヤーを支台歯に適合させていくとき,いままで適合していた部分が新たに屈曲したことで不適合になった場合は,新たに屈曲した部位を調整する.

ワイヤーを屈曲していくと,模型の凹凸により曲げようとするワイヤーの先が模型に接触する場合がある.そのときは,曲げる方向および形態の邪魔にならないようにワイヤーを逃がす.ワイヤー屈曲の際は,屈曲によりどのような状態になるのかを絶えず予測する必要がある.

⑦ 鉤腕部の屈曲が終わったらワイヤーを歯間部に入る長さに切断する.

⑧ 切断したワイヤーの先は河邊式プライヤー(三嘴鉗子)で適合させる.

⑨ 反対側についても⑥〜⑧の操作を行う.

切断したワイヤーの端は鋭く危険なので,必ず角を丸めておく.

⑩ 〈　　　　　　　　　〉を用いて先を丸めておく.

＜二腕鉤(二線法)を製作する場合＞

＜単純鉤を製作する場合＞と同じ操作方法で,唇・頰側腕と舌側腕を屈曲する.その際,2本の鉤脚部およびアップライト部が重ならないように注意する.

Ⅳ クラスプの製作
b 線 鉤

❷ レストの製作

＜鋳造法で製作する場合＞

○無ろう付け法

① レストシートにワックス分離剤を塗布する．
　ワックス分離剤【　　　　　　　　　】

② ❶で屈曲したワイヤーを作業用模型に適合させ，スティッキーワックスで鉤腕部を仮着する．

③ レストから鉤脚部までをインレーワックスで形成する．

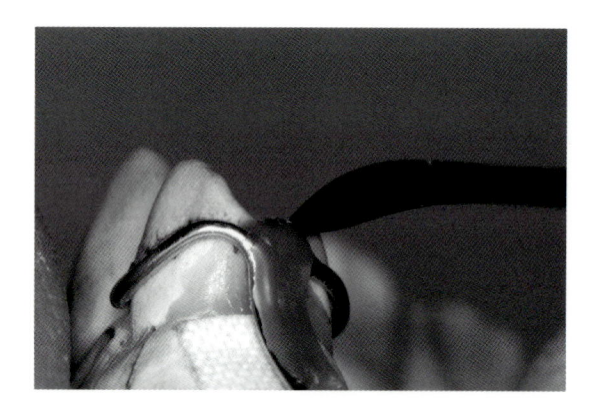

④ スプルー線を植立後，鋳造，研磨し，適合に問題がなければスティッキーワックスを取り除く．

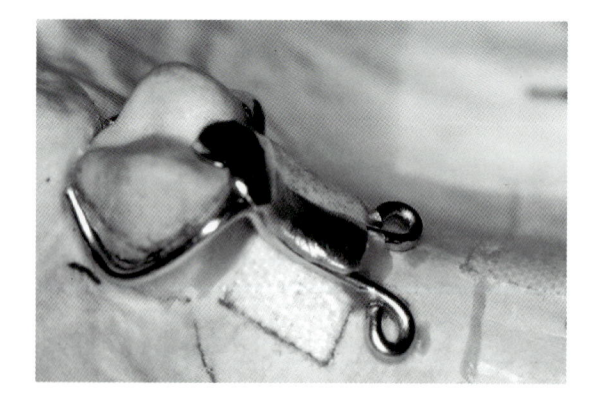

部分床義歯

Check Point!

○ろう付け法

① レストシートにワックス分離剤を塗布する．
　ワックス分離剤【　　　　　　　】

② ❶で屈曲したワイヤーを作業用模型に適合させ，スティッキーワックスで鉤腕部を仮着する．

③ インレーワックスでレスト（およびアップライト部の一部）を形成する．

④ スプルー線を植立し，鋳造，研磨を行う．

⑤ 試適したレストを❶で屈曲したワイヤーの上から作業用模型に適合させる．

⑥ 〈　　　　　　　　　〉で仮着した後，作業用模型より抜き出す．

⑦ ろう付け用埋没材で埋没する．
　ろう付け用埋没材【　　　　　　　】

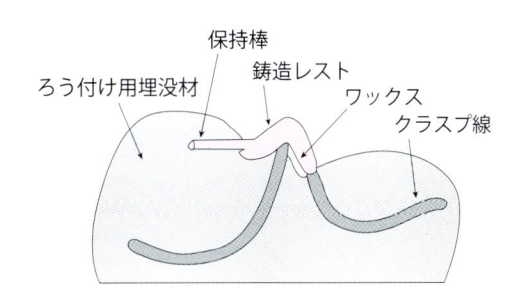

　　　　　　　　　　　　保持棒
　　　ろう付け用埋没材　　鋳造レスト
　　　　　　　　　　　　　　ワックス
　　　　　　　　　　　　　　クラスプ線

⑧ ろう付け用埋没材硬化後（　　分後），流ろうを行う．

ろう付けの際，鉤腕部を加熱すると弾性がなくなるので注意する．

⑨ ろう付けする．
　使用するろう【　　　　　　　】

⑩ 放冷後，ろう付け用埋没材を〈　　　　　　〉で取り除き，適合状態を確認する．

Ⅳ クラスプの製作
b 線 鉤

＜流ろう法で製作する場合＞

① 金冠バサミを用いて，レスト外形線とアップライト部よりやや広めにレスト板を裁断する．

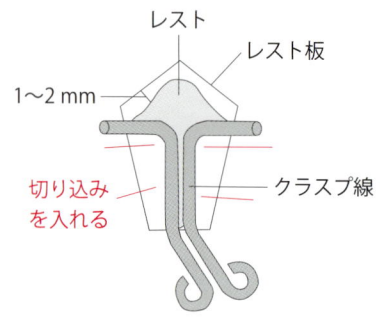

② バーニッシャーを用いて，レスト板をレストシートの細部まで十分に圧接する．

③ レスト板のアップライト部に脱離防止のための切り込みを入れる．

④ レスト板と①で屈曲したワイヤーをスティッキーワックスで仮着する．

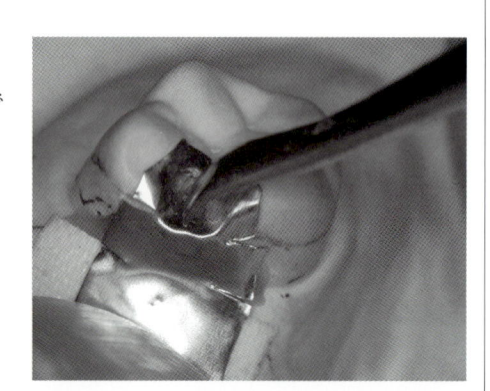

⑤ レストおよび鉤体部をインレーワックスで形成する．このときレスト板の外側を1〜2mm残す．

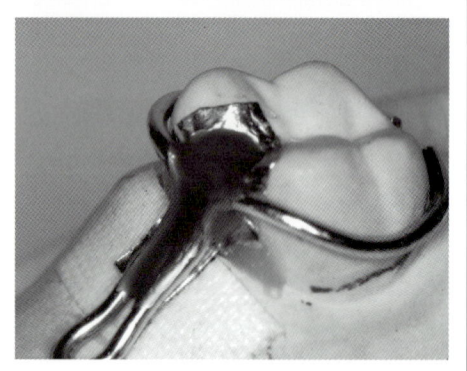

⑥ 支台歯から静かにクラスプを抜きとる．

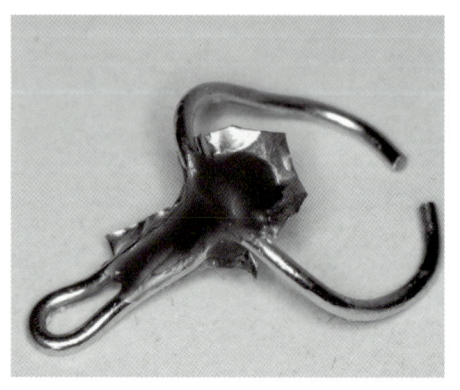

Check Point!

レストおよびアップライト部より外側のレスト板は埋没時の固定部となる．

圧接状態がレストの適合に大きく影響する．

部分床義歯

> **Check Point!**

⑦ 抜きとったクラスプをろう付け用埋没材で埋没する．
　ろう付け用埋没材【　　　　　　　】

⑧ 埋没材硬化後，熱湯で流ろう操作を行う．

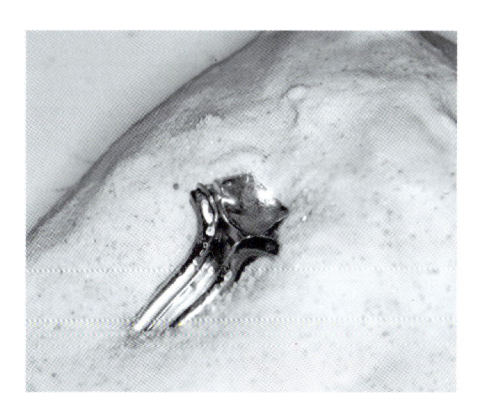

⑨ ろう付け用フラックスを塗布する．
　ろう付け用フラックス【　　　　　　　】

ろう付けの際，鉤腕部に火炎があたらないように注意する．

火炎によるろう付けのほかに，電気によるろう付けおよびレーザー溶接がある．

⑩ ろう付け用埋没材ブロック全体を加熱した後，ろうを流しながらレストおよび鉤体部の形態を回復する．
　使用するろう【　　　　　　　】

⑪ クラスプを変形させないように慎重にろう付け用埋没材を除去し，レスト，アップライト部の形態修正，研磨を行う．

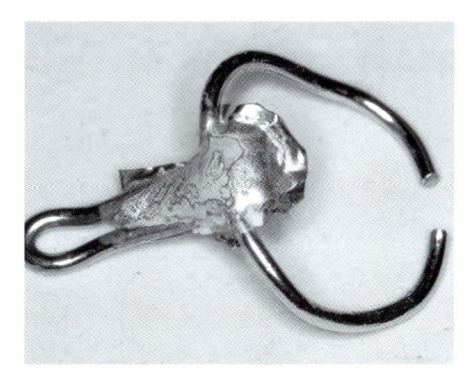

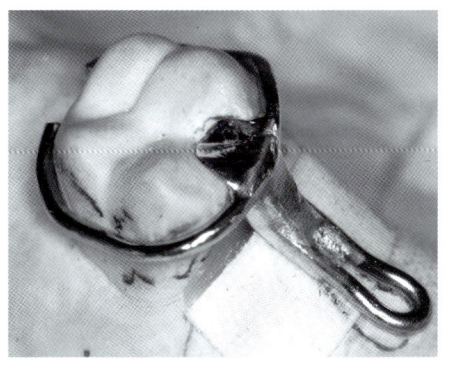

IV クラスプの製作
b 線鉤

＜屈曲法で製作する場合＞

① 鉄ちんの上で金属半円線（　　　　mm）を槌打し，平たく伸ばす．

② 〈　　　　　　　　〉で削り，レストの形態に整える．

③ レストからアップライトに移行する部分を屈曲する．

④ アップライト部の長さを考慮し，維持部へと屈曲する．

⑤ 微調整しながら作業用模型に適合させ，鉤脚部の長さに合わせて〈　　　　　　　　〉で切断する．

⑥ 研磨を行う．

Check Point!
通常，屈曲法はレストシートが形成されていない支台歯に適応する．

Ⅴ バーの製作

a 鋳造バー

〔実習の概要〕

鋳造バーは，鋳造によって製作するので屈曲バーより適合がよくなり，また設計の自由度が大きくなる．

ここでは，鋳造バーについて，耐火模型を応用する場合と作業用模型上で直接パターンを製作する場合の方法を習得する．

●使用材料
（1）シートワックス　　　　　　　　　　（2）印象材
（3）耐火模型材　　　　　　　　　　　　（4）ビーズワックス
（5）コーティング材　　　　　　　　　　（6）インレーワックス
（7）既製ワックスパターンまたはワックス線　（8）パターン用接着剤（瞬間接着剤）
（9）埋没材　　　　　　　　　　　　　　（10）スプルー線
（11）金属用研磨材　　　　　　　　　　　（12）レジン分離剤
（13）パターン用常温重合レジンまたはパターン用光重合レジン

（4）は，耐火模型の表面処理をワックスバス法で行う場合．
（5）は，耐火模型の表面処理をニスバス法で行う場合．
（8）は，ワックスアップに既製ワックスパターンを用いる場合．
（12），（13）は，パターンの形成を作業用模型上で行う場合．

●使用機器
（1）彫刻刀，デザインナイフ　　　　　　（2）ワックス形成器
（3）ラバーボウル　　　　　　　　　　　（4）スパチュラ
（5）真空練和器　　　　　　　　　　　　（6）バイブレーター
（7）鉛筆　　　　　　　　　　　　　　　（8）電気炉
（9）鋳造機，鋳造リング，リングライナー　（10）るつぼ
（11）石膏鉗子　　　　　　　　　　　　　（12）切削・研磨器具※
（13）小筆　　　　　　　　　　　　　　　（14）光重合器

（13），（14）は，パターンの形成を作業用模型上で行う場合．
※切削・研磨器具については，p.3参照．

Ⅴ バーの製作
a 鋳造バー

〔製作順序〕

＜耐火模型上でパターンを形成する方法＞

❶ 耐火模型の製作

「Ⅳ-a　鋳造鉤」の＜耐火模型上でパターンを形成する方法＞に準ずる．

❷ 表面処理

「Ⅳ-a　鋳造鉤」の＜耐火模型上でパターンを形成する方法＞に準ずる．

❸ ワックスアップ

「Ⅳ-a　鋳造鉤」の＜耐火模型上でパターンを形成する方法＞に準ずる．

❹ 埋没，鋳造

「Ⅳ-a　鋳造鉤」の＜耐火模型上でパターンを形成する方法＞に準ずる．

❺ 熱処理

「Ⅳ-a　鋳造鉤」の＜耐火模型上でパターンを形成する方法＞に準ずる．

❻ 研　磨

「Ⅳ-a　鋳造鉤」の＜耐火模型上でパターンを形成する方法＞に準ずる．

Check Point!

部分床義歯

〔製作順序〕

＜作業用模型上でパターンを形成する方法＞

１ パターン形成

＜ワックスを使用する場合＞

① シートワックス（＃　　　）を軟化させる．

② 軟化したシートワックスを作業用模型に圧接する．

③ バーの外形線に合わせてインレーワックスを盛り上げ，形態をつくる．

> 圧接したシートワックス上にインレーワックスを盛り上げるため，ワックスパターンが変形しやすい．そのため盛り上げながら必ず圧接を行い変形しないように注意する．

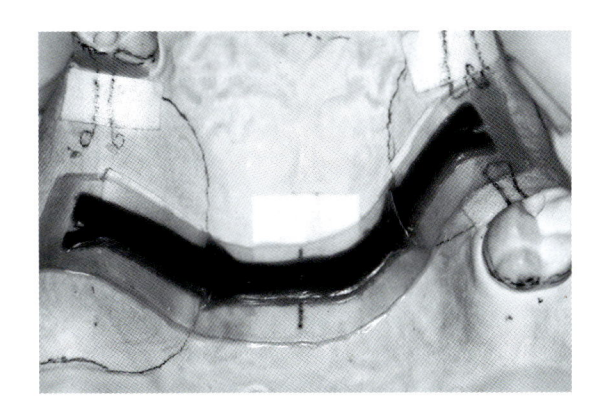

④ バーの外形線に沿って，不要なシートワックスは〈　　　　　〉で切除する．

⑤ スプルー線を植立し，ワックスパターンを変形させないように注意深く作業用模型から取りはずす．

> 作業用模型から取りはずすときに変形しやすいので，スプルー線の植立は補強効果が期待できるよう考慮する．

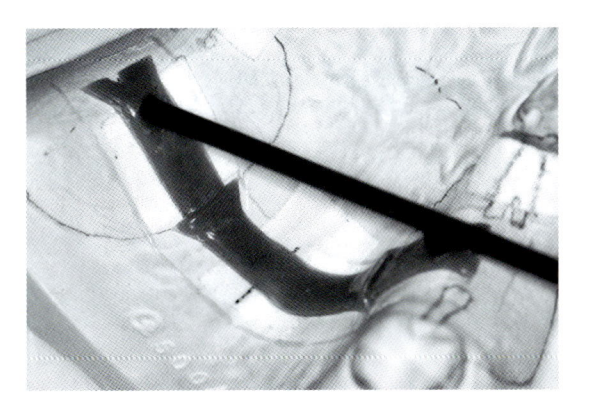

＜レジンを使用する場合＞

「Ⅳ-a　鋳造鉤」の＜作業用模型上でパターンを形成する方法＞に準ずる．

V バーの製作
a 鋳造バー

❷ 埋没，鋳造

「Ⅳ-a　鋳造鉤」の＜耐火模型上でパターンを形成する方法＞に準ずる．

❸ 熱処理

「Ⅳ-a　鋳造鉤」の＜耐火模型上でパターンを形成する方法＞に準ずる．

❹ 研　磨

「Ⅳ-a　鋳造鉤」の＜耐火模型上でパターンを形成する方法＞に準ずる．

V バーの製作

b 屈曲バー

〔実習の概要〕

屈曲により，バー用線を加工してバーを製作する．

●使用材料
(1) パラフィンワックスまたはレディキャスティングワックス
(2) バー用線　　　　　　　　　　　　(3) 金属用研磨材

(1) は帯状のもの

●使用機器
(1) バー屈曲用プライヤー　　　　　　(2) 捻転用プライヤー
(3) 切削・研磨器具※

※切削・研磨器具については，p.3参照．

Ⅴ バーの製作
b 屈曲バー

〔製作順序〕

① バーの長さ測定

① 帯状のパラフィンワックス片をバーの外形線に沿って圧接し，切断して長さをそろえる．

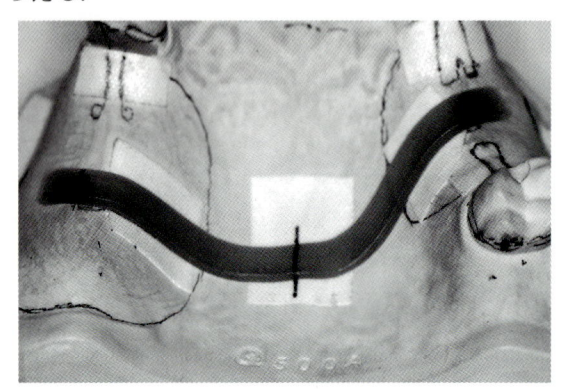

② 圧接の終わったパラフィンワックス片を直線に伸ばし，バー用線にその長さを印記する．

③ セパレーティングディスクを用いて，印記されたところより少し長めにバー用線を切断する．

② バーの屈曲

① 帯状のパラフィンワックス片を，バーの外形線に沿ってもう一度圧接する．

② パラフィンワックス片を平面に伸ばす．

③ パラフィンワックス片の形態となるように，バー屈曲用プライヤーでバー用線を縦曲げする．

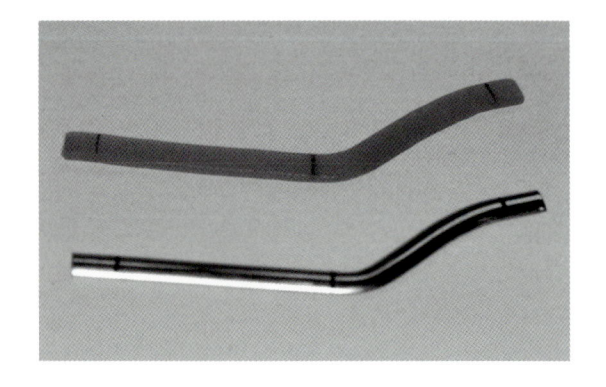

Check Point!

正中などに目印を印記しておくと適合状態を確認するとき正確な位置に戻しやすい．

バー屈曲用プライヤーでしっかり把持しないと，滑って屈曲ができないので注意する．

部分床義歯

Check Point!
下顎は歯槽形態が上顎に比べて複雑であるため，特にリンガルバーを製作する場合は屈曲する場所，方向を間違えないようにする．

④ バー屈曲用プライヤーを用いて，バー用線の中央部から作業用模型に適合するように屈曲する．

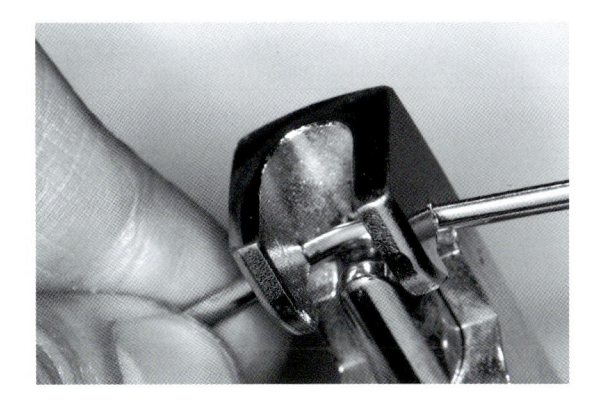

⑤ 作業用模型に対してねじれて不適合の部分を，捻転用プライヤーでひねるように屈曲する．

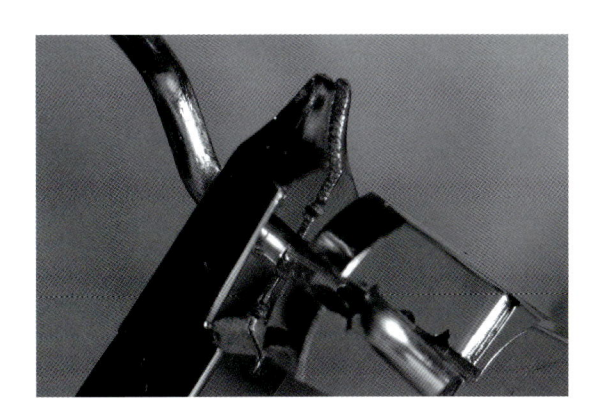

⑥ 大まかに適合したら，維持部を平たく伸ばす．

⑦ 不適合な部分は微調整しながら適合させていく．

Ⅴ バーの製作
b 屈曲バー

❸ 研 磨

① 屈曲が終わり作業用模型に適合したバーの長さを，〈　　　　　〉で調整する．

② バーの維持部に〈　　　　　〉で切り目を交互に付与する．

③ カーボランダムポイントを用いて表面の傷を取り除く．

④ ペーパーコーンを用いて粗研磨を行う．

⑤ シリコーンポイントを用いて中研磨を行う．

⑥ 〈　　　　　〉に金属用研磨材をつけて仕上げ研磨を行う．

Check Point!

鉤脚部は，カーボランダムポイントの面粗さにしておく．

Ⅵ 人工歯排列，削合

〔実習の概要〕

部分床義歯では欠損の大きさがさまざまであり，また支台装置や連結子があるため，人工歯を削合しながら人工歯排列を行わなければならない．

ここでは，部分床義歯での人工歯排列と削合を習得する．

●使用材料
(1) 人工歯
(2) 咬合紙
(3) パラフィンワックス

●使用機器
(1) 咬合器
(2) アルコールトーチ
(3) ワックス形成器
(4) 彫刻刀
(5) デンタルメジャー
(6) 切削・研磨器具※

※切削・研磨器具については，p.3参照．

VI 人工歯排列，削合

〔製作順序〕

① 人工歯排列

1. 前準備

① 作業用模型上にあるリリーフを取り除き，クラスプおよびバーを作業用模型に適合させる．

② 咬合紙を用いて咬合関係を確認し，強く接触している部位があったら〈　　　　　　〉で削合調整して研磨する．

③ 鉤脚部およびバーの維持部を，パラフィンワックスで作業用模型に固定する．

④ 鉤脚部およびバーの維持部と接触する基礎床および咬合堤の部分を削除する．

⑤ 咬合床を所定の位置に戻して辺縁封鎖する．

⑥ 切歯指導釘を（　　　　）mm挙上する．

> 欠損部が小さい場合や標準線が記入されていない場合は咬合床上に排列せず，人工歯を作業用模型に直接ワックスで固定して排列する場合もある．

2. 人工歯排列の手順

基本的には「全部床義歯」の製作方法に準ずる．

3. 前歯部人工歯排列における一般的な留意事項

① 正中に近い人工歯から順次排列する．

② 咬合状態により人工歯の上下的なスペースが不足しているときは，人工歯基底面と作業用模型の間に咬合紙を介在させ，人工歯の接触箇所を〈　　　　　　〉で削除する．

③ 欠損状態により人工歯の近遠心的なスペースが不足しているときは，〈　　　　　　〉で削除して形態修正を行う．

> 近遠心的なスペースがなくて削除する場合は，遠心部を基準に行う．

部分床義歯

Check Point!

4. 臼歯部人工歯排列における一般的な留意事項

① 人工歯基底面と作業用模型の間に咬合紙を介在させ，鉤脚部およびバーの維持部と接触する人工歯基底面を〈　　　　　　〉で削除する．

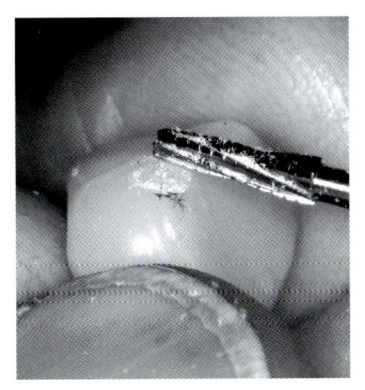

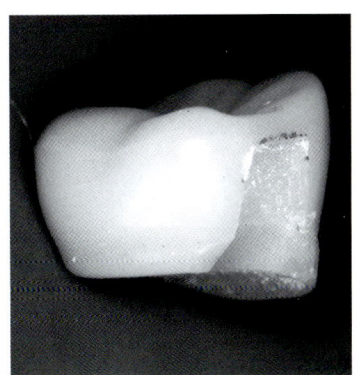

② クラスプのアップライト部と接触する場合は，咬合紙でその部分を印記し，人工歯を〈　　　　　　〉で削除する．

③ 調整の終わった人工歯は咬合平面，歯列弓に合わせてスピーの彎曲を考慮しながら排列する．

④ 一歯排列するごとに，対合歯との咬合関係を確認する．

⑤ 早期接触する場合は咬合紙により印記し，対合歯の咬頭傾斜を考慮しながら咬合小面をつくるように削合する．

上下顎ともに排列が必要な場合は，欠損の大きいほうを優先して咬合平面を決定した後，それに合わせて対合する歯を排列する．

2　削　合

「全部床義歯」の製作方法に準ずる．

① 挙上した切歯指導釘を戻す．

② 中心咬合位での削合を行う．

③ 偏心位での削合を行う．

VII 歯肉形成

〔実習の概要〕

部分床義歯における歯肉形成も，基本的には全部床義歯の歯肉形成に準ずる．
しかし，中間欠損などの歯根膜負担義歯では，全部床義歯とは異なる形態を付与しなければならないため，その形態の違いについて習得する．

●使用材料
（1）パラフィンワックス

●使用機器
（1）ワックス形成器　　　　　　　　（2）アルコールトーチ
（3）彫刻刀

VII 歯肉形成

〔製作順序〕

① ワックスの盛り上げ

① 唇・頰側，舌側にパラフィンワックスを盛り上げる．

② 支台装置と人工歯，義歯床の隙間をパラフィンワックスで封鎖する．

③ 残存歯部は，自浄作用を考慮して床縁が歯頸部から 4〜6 mm 離れるように盛り上げる．

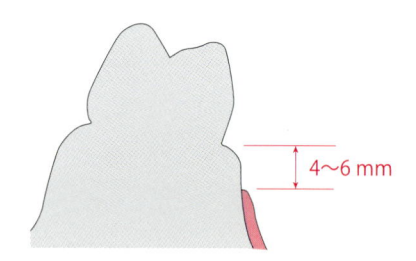

② 唇・頰側の形成

① 前歯部唇側の歯頸部のワックスを，唇側面に対して 60°の傾斜になるように削除する．

② 臼歯部頰側の歯頸部のワックスを，頰側面に対して 45°の傾斜になるように削除する．

③ 歯根部歯肉の間を U 字形に浅く削除し，歯根の形態を付与する．

④ 唇・頰側の歯面に付着しているパラフィンワックスを彫刻刀で取り除く．

③ 舌・口蓋側の形成

残存歯の歯頸線の位置と同じ高さになるように，また，滑らかに移行するように形成する．

Check Point!

床縁を歯頸部から離さない場合は，残存歯の基底結節もしくは舌側サベイライン上に床縁を設定する．この場合，歯頸部のブロックアウトが必要となる．

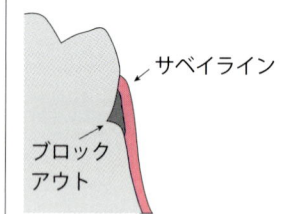

部分床義歯

④ 床縁の処理

遊離端義歯は主として粘膜負担であり，中間義歯は歯根膜負担である．そのため症例によって床縁の形態の考え方に違いがある．

＜遊離端欠損の場合＞

ワックス形成器でコルベン状に形成する．

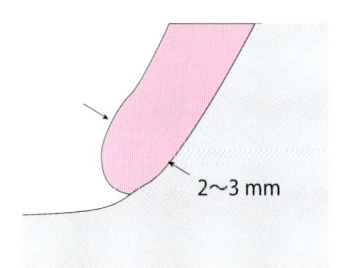

2～3 mm

＜中間欠損の場合＞

ワックス形成器で粘膜に自然移行するように形成する．

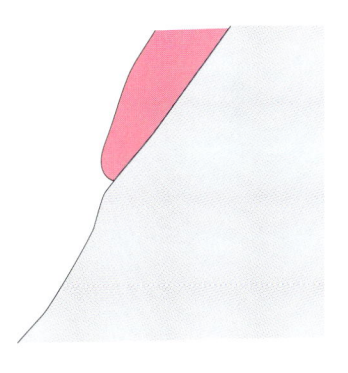

> Check Point!
> 中間欠損の場合，辺縁を自然移行させるが，ナイフ状に形成すると粘膜を切創させるので注意する．

⑤ 表面の仕上げ

〈　　　　　　　　〉を用いてワックス表面を滑沢にする．

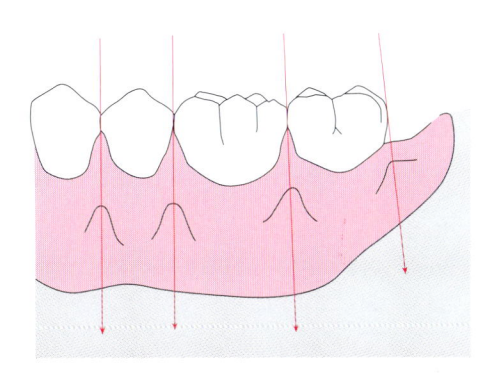

Ⅷ 埋没および重合

〔実習の概要〕

　部分床義歯の構成要素として，支台装置や連結子がある．そのため埋没は，アメリカ・フランス併用式埋没法により行うのが一般的であるため，その埋没方法および加熱重合について習得する．
　1本義歯のように床が小さい場合は流し込み法がよく応用されるので，その操作方法についても習得する．

● 使用材料
（1）アルミホイール
（2）ビニルテープ
（3）パラフィンワックス
（4）石膏
（5）分離剤　a. 石膏分離剤　b. レジン分離剤
（6）ワセリン
（7）界面活性剤
（8）加熱重合レジン（ポリマー，モノマー）
（9）ポリエチレンフィルム
（10）技工用シリコーン
（11）瞬間接着剤
（12）流し込み重合レジン

(6)～(9)は，加熱重合法の場合．
(10)～(12)は，流し込み法の場合．

● 使用機器
（1）フラスク
（2）筆
（3）スパチュラ
（4）ラバーボウル
（5）真空練和器
（6）彫刻刀
（7）レジン混和器
（8）油圧プレス
（9）石膏鉗子
（10）ミキシングカップ
（11）バイブレーター
（12）加圧重合用ポット
（13）切削・研磨器具※

(5)～(9)は，加熱重合法の場合．
(10)～(12)は，流し込み法の場合．
※切削・研磨器具については，p.3参照．

VIII 埋没および重合

〔製作順序〕

<加熱重合法>

埋没法には3種類あるが（p. 49参照），部分床義歯の埋没方法としてはアメリカ・フランス併用式埋没法が一般的である．ここでは，アメリカ・フランス併用式埋没法での埋没手順を示す．

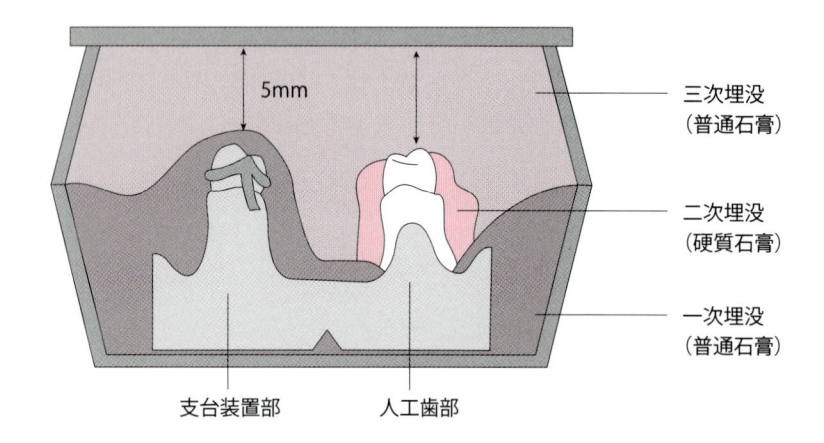

図中：
- 5mm
- 三次埋没（普通石膏）
- 二次埋没（硬質石膏）
- 一次埋没（普通石膏）
- 支台装置部
- 人工歯部

> **Check Point!**
> 部分床義歯では維持装置や連結装置があるため，これらを作業用模型とともにフラスク下部に埋没するアメリカ，フランス併用式埋没法が一般的である．

① 埋没準備

① 作業用模型を咬合器から取りはずす．

② 支台歯（鉤歯）以外の残存歯やスプリットキャスト部，作業用模型側面にアルミホイールを圧接しビニルテープで固定する．

③ 作業用模型を（　　　）分間吸水させる．

> ここでは，スプリットキャスト法を用いている．

部分床義歯

❷ 一次埋没

一次埋没により，作業用模型のフラスクへの固定，支台装置および連結子の作業用模型への固定と，アンダーカットのブロックアウトを行う．

> **Check Point!**
> 残存歯部には必要以上に高く石膏を盛らないようにする．

① フラスク内面にワセリンを薄く塗布する．

② 石膏と水を練和する．
　　〈　　　　　〉石膏【　　　　　　】
　　上顎：（　　　）g, 水（　　　）ml
　　下顎：（　　　）g, 水（　　　）ml

> **Check Point!**
> フラスクを組立てたときに，5mm以上の間隙ができるようにする．

③ フラスク下部に練和した石膏を注入し，作業用模型を埋入する．

④ 作業用模型外側にはみ出した石膏泥を作業用模型のほうに折り返し，支台装置および連結子を作業用模型に固定する．必要があれば石膏泥を盛り上げる．

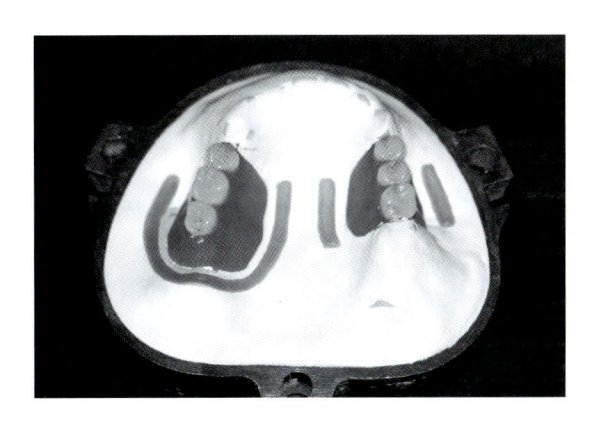

⑤ 一次石膏にアンダーカットができないように，手指，筆で滑らかにする．

❸ 逃路の設定

レジンを塡入したときにバリが発生して咬合高径が高くなるのを防止するため，2～3mmの幅のワックスを一次埋没の石膏表面に溶着する（「全部床義歯」の製作方法に準ずる）．

VIII 埋没および重合

❹ 二次埋没

① 一次石膏の硬化後，アンダーカットの有無を確認し，アンダーカットがある場合はパラフィンワックスでブロックアウトを行う．

② 石膏分離剤を一次埋没の石膏表面に薄く塗布する．
　　石膏分離剤【　　　　　　　】

③ ろう義歯に界面活性剤を塗布する．
　　界面活性剤【　　　　　　　】

④ 石膏と水を真空練和する．
　　〈　　　　〉石膏【　　　　　　　】
　　上顎：(　　　) g，水 (　　　) ml
　　下顎：(　　　) g，水 (　　　) ml

> Check Point!
> 重合後のレジン表面の面粗さを小さくするため，石膏は真空練和する．

⑤ 筆，スパチュラ，手指で石膏泥をろう義歯に塗布する．

> 気泡が混入しないように注意する．

❺ 三次埋没

① 二次埋没の石膏が硬化したら，フラスク上部をセットする．

② 石膏と水を練和する．
　　〈　　　　〉石膏【　　　　　　　】
　　上顎：(　　　) g，水 (　　　) ml
　　下顎：(　　　) g，水 (　　　) ml

③ フラスクに練和した石膏を注入し，蓋を閉じてボルトとナットで締め，石膏を硬化させる．

> ボルトとナットで固定することで，石膏の硬化膨張による蓋の浮き上がりを防止する．

部分床義歯

⑥ 流ろう

ワックス部を取り除き,床になる部分の空洞をつくるために流ろうを行う(基本的には「全部床義歯」の製作方法に準ずる).

① 流ろう後,残存歯の周辺,クラスプ,バーの挿入部付近,辺縁部など,薄くなっている部分のバリを彫刻刀で削除する.

② 石膏表面にワックスなどの不純物が付着していないか確認し,レジン分離剤を薄く塗布する.

③ 人工歯基底面をタングステンカーバイドバーで削除し,新生面を出す.

④ 新生面をレジンモノマーでふき取っておく.

⑤ フラスコ全体が室温になるまで冷ます.

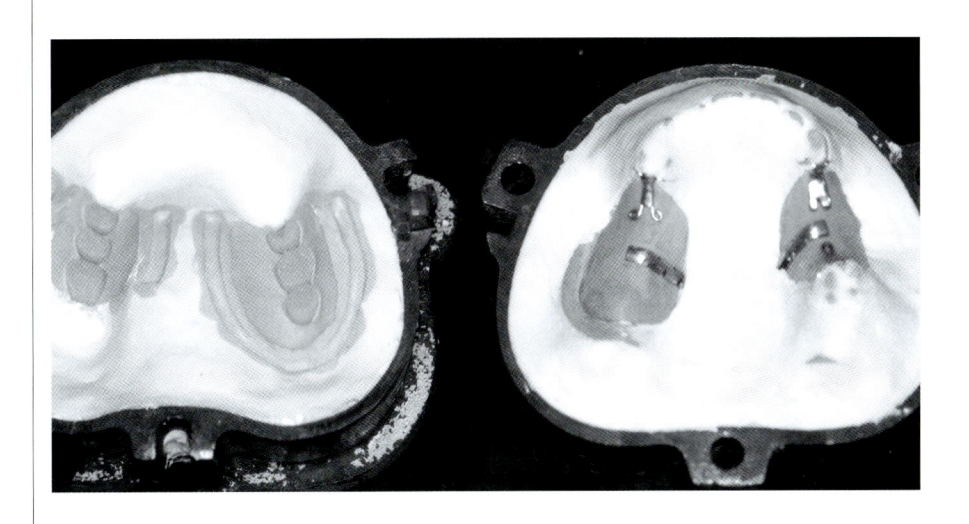

Check Point!

人工歯基底面や支台装置脚部および連結子維持部にはレジン分離剤を塗布しないように注意する.
レジン分離剤が歯間乳頭部に溜まっていないか確認する.

③,④はレジン歯,硬質レジン歯の場合.

VIII 埋没および重合

❼ レジン塡入

① 加熱重合レジンをレジン混和器で混和する．

加熱重合レジン【　　　　　　　　】

上顎：ポリマー（　　　　）g，モノマー（　　　　）ml

下顎：ポリマー（　　　　）g，モノマー（　　　　）ml

② 加熱重合レジンが餅状になったらポリエチレンフィルムで取り出し，上・下フラスクの陰型に圧入する．

③ ポリエチレンフィルムを介在させ，上・下フラスクを合致させて油圧プレスで試圧する．

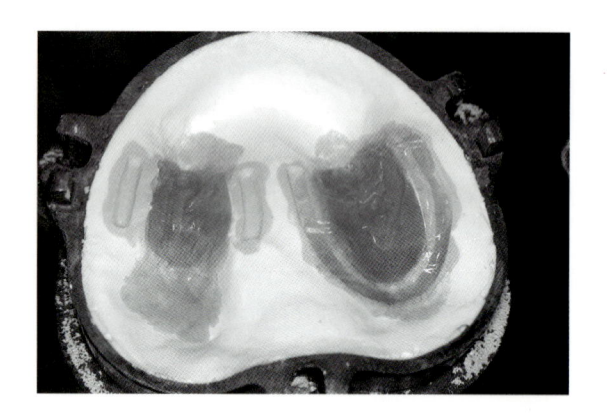

④ 試圧が終わったら静かに上・下フラスクを開き，はみ出たレジンを彫刻刀で取り除く．

⑤ ③と④の作業を2～3回繰り返す．

⑥ ポリエチレンフィルムを取り除き，少量のモノマーを塗布する．

⑦ 上・下フラスクを合致させて油圧プレスで圧を加え，ボルトとナットで固定する．

1回目	2回目	3回目	最終
kgf/cm²	kgf/cm²	kgf/cm²	kgf/cm²

❽ レジン重合

「全部床義歯」の製作方法に準ずる．

❾ 割り出し

① フラスクを自然放冷した後，石膏鉗子を用いて作業用模型を取り出す．

② 作業用模型のスプリットキャスト部を壊さないように余分な石膏を取り除く．

Check Point!

クラスプや連結子を石膏鉗子などで引っかけて変形させないように注意する．
この時点ではまだ作業用模型から義歯を取りはずさない．

VIII 埋没および重合

〔製作順序〕

<流し込み法>

① 埋没準備

<加熱重合法>に準ずる.

② 一次埋没

　一次埋没により，支台装置および連結子の作業用模型への固定とアンダーカットのブロックアウトを行う.

① 石膏と水を練和する.

　〈　　　　〉石膏【　　　　　　】

　上顎：(　　　)g, 水(　　　)ml

　下顎：(　　　)g, 水(　　　)ml

② 支台装置および連結子を石膏で作業用模型に固定する.

③ 一次石膏にアンダーカットができないように，手指，筆などで滑らかにし，一次石膏の硬化後，アンダーカットがある場合はパラフィンワックスでブロックアウトを行う.

③ シリコーンコア採得

① ワックス形成器を用いてろう義歯にスプルーとベントを付与する.

② 技工用シリコーンを練和し，ろう義歯に圧接する.

　技工用シリコーン【　　　　　　　】

③ 技工用シリコーンが硬化したら作業用模型から撤去する.

Check Point!

スプルー，ベントは専用のワックスもしくはパラフィンワックスを直径7mm程度に棒状にしたものを使用する.

部分床義歯

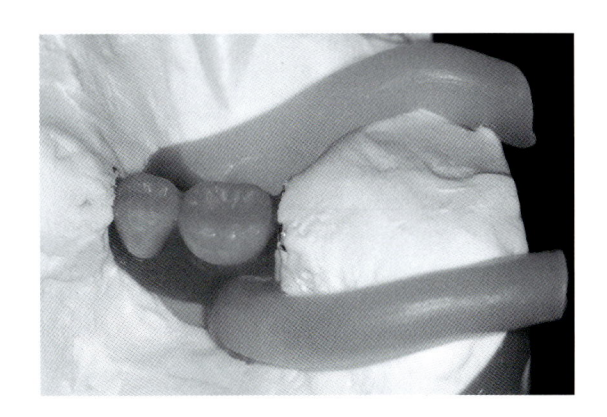

④ 流ろう

① 作業用模型のワックスを流ろうする．

レジン歯，硬質レジン歯の場合．

② タングステンカーバイドバーを用いて人工歯基底面の新生面を出し，レジンモノマーでふき取っておく．

③ 人工歯をシリコーンコアに戻し，必要があれば瞬間接着剤で固定する．

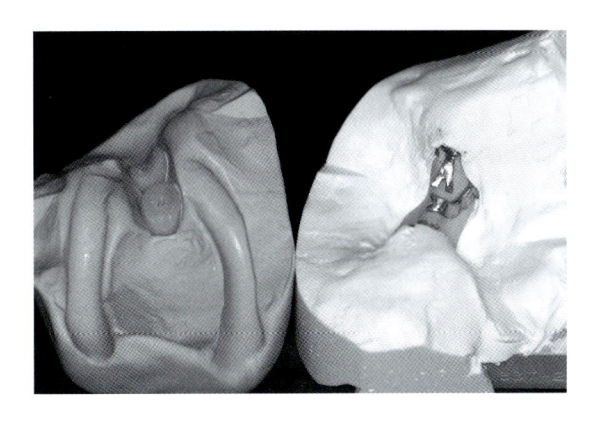

④ 作業用模型にレジン分離剤を薄く塗布する．

作業用模型が乾燥していると，混和したレジンのモノマーが石膏に吸収されてしまう．

⑤ 作業用模型を（　　　　）分間吸水させながら冷却する．

VIII 埋没および重合

⑤ レジン重合

① 作業用模型とシリコーンコアを合致させ，ゴムバンドなどで固定する．

② 流し込み常温重合レジンをミキシングカップで練和する．
　　流し込み重合レジン【　　　　　　　】
　　ポリマー（　　　）g，モノマー（　　　）ml

③ バイブレーターを用いて，スプルーよりレジンを注入する．

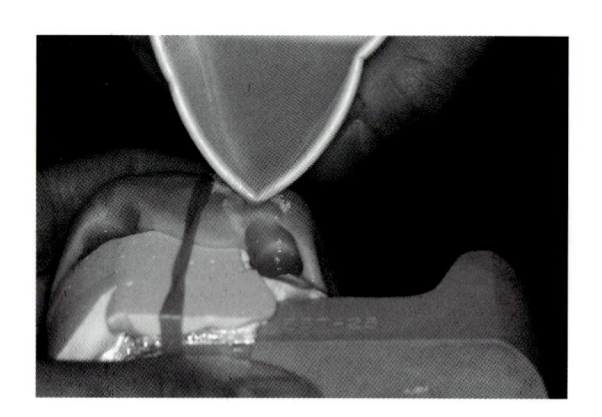

④ ベントからレジンが出てきたら注入を終える．

⑤ レジンが餅状になったらすぐに，加圧重合用ポットに入れて加圧重合する．
　　加圧重合用ポット【　　　　　　　】
　　水温（　　　）℃，加圧力（　　　）kgf/cm²，
　　加圧時間（　　　）分

⑥ 重合後，シリコーンコアを除去し，スプルーとベントをセパレーティングディスクで切断する．

Check Point!

バイブレーターの振動で人工歯がコアから外れる場合があるのでレジン注入時は咬合面側を下にする．

Ⅸ 咬合調整と研磨

〔実習の概要〕

咬合調整は全部床義歯に準じて行われる．一方，研磨については，人工歯や床以外の構成要素があり構造が複雑であるため，研磨機器に巻き込まれないように注意が必要である．
ここでは，部分床義歯の咬合調整と研磨について習得する．

●使用材料
(1) 咬合紙
(2) 磨き砂
(3) カーボランダム泥
(4) レジン専用つや出し材

●使用機器
(1) 咬合器
(2) 彫刻刀
(3) 切削・研磨器具[※]
(4) レーズ
(5) 超音波洗浄器

※切削・研磨器具については，p.3参照．

IX 咬合調整と研磨

〔製作順序〕

① 咬合調整

レジン重合によって生じたひずみ・変形を再度咬合器に装着して調整する．

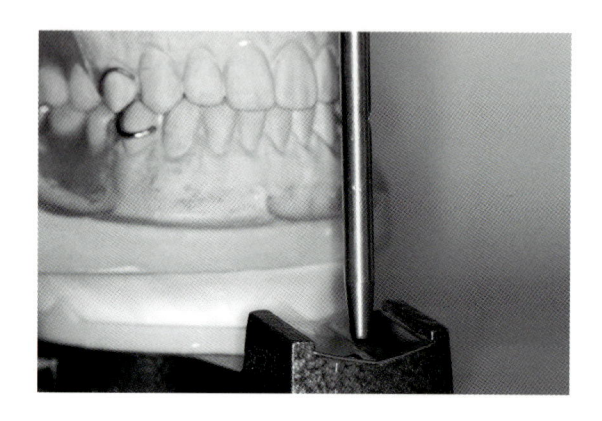

① 作業用模型のスプリットキャスト部を清掃する．

② 咬合器に作業用模型が適合するのを確認する．

③ 咬合紙を介在させて咬頭嵌合位での咬合状態を確認し，高い部分がある場合は〈　　　　　〉で調整する．

④ 咬合紙を用いて偏心運動時の早期接触を調べ，不備がある場合は〈　　　　　〉で調整する．

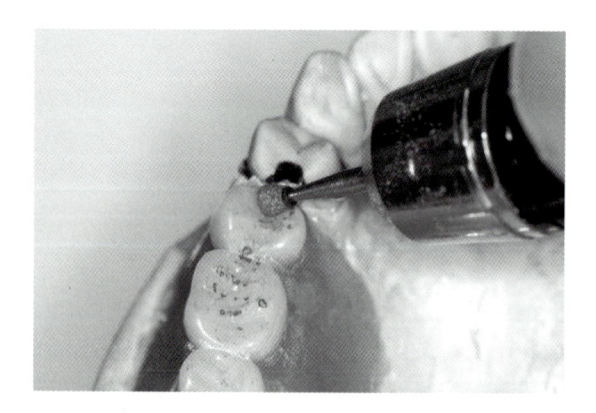

⑤ 調整により小窩・裂溝が喪失した場合は，〈　　　　　〉で形態修正する．

ここではスプリットキャスト法を用いている．

部分床義歯

Check Point!

全部床義歯と異なり，金属製の構成要素があり構造が複雑であるため，研磨中にひっかけるおそれがあるので，特にレーズ研磨時は注意する．

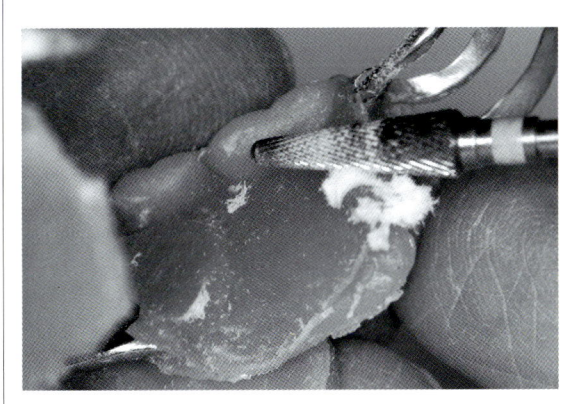

❷ 研 磨

基本的には「全部床義歯」の製作方法に準ずるが，部分床義歯では，特に以下の点に注意する．

① レジン床とクラスプやバーの境をペーパーディスクで調整する．

② クラスプやバーの内面にレジンが流れている場合は，彫刻刀などで削除する．

タングステンカーバイドバーによる床縁研磨

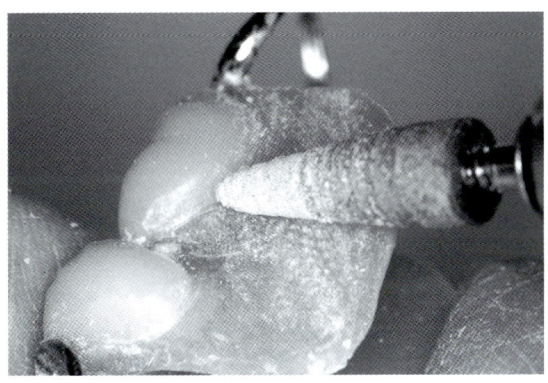

ペーパーコーンおよびシリコーンポイントによる研磨

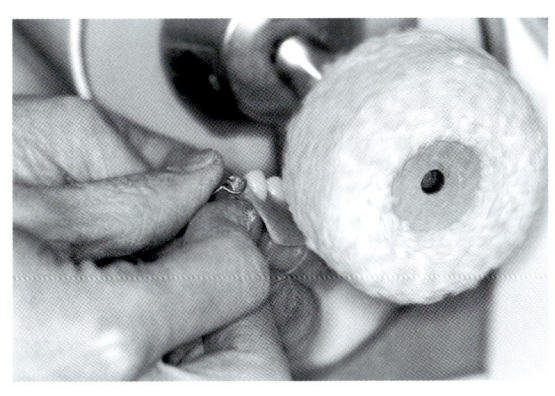

仕上げ研磨

金属床義歯

金属床義歯の製作

〔実習の概要〕

床にはレジンの他に金属を応用する場合があり，これを金属床とよぶ．部分床義歯においては，支台装置や連結子と連結してワンピースで製作される．
ここでは，金属床の製作方法について習得する．
※ここでは，全部床義歯の製作を前提としているが，部分床義歯の製作も基本的には同じである．ただし，**4**，**5**については部分床義歯に特化した操作があるため，全部床義歯と部分床義歯の製作方法を並列している．

● 使用材料
(1) 石膏
(2) 人工歯
(3) パラフィンワックス
(4) シートワックス
(5) 寒天印象材
(6) 耐火模型材
(7) シリコーンゴム印象材
(8) ユーティリティワックス
(9) 既製パターン
(10) 線鋳造用ワックス
(11) 界面活性剤
(12) 埋没材
(13) 電解研磨溶液
(14) 酸化アルミナ，ガラスビーズ
(15) 金属専用つや出し材
(16) 鋳造用合金

(5) は，寒天印象法の場合．
(7) は，シリコーン印象法の場合．

● 使用機器
(1) 真空練和器
(2) バイブレーター
(3) 彫刻刀
(4) 寒天印象用フラスク
(5) 寒天溶解装置
(6) デザインナイフ
(7) モデルトリマー
(8) シリコーン印象用フラスク
(9) はさみ
(10) アルコールトーチ
(11) クルーシブルフォーマー
(12) 鋳造機，プラスチックリング，円錘台
(13) 小筆
(14) 石膏鉗子
(15) 金属床用サンドブラスター
(16) 切削・研磨器具※
(17) 電解研磨機
(18) 超音波洗浄器
(19) ゴム陰型

(4), (5) は，寒天印象法の場合．
(8), (9) は，シリコーン印象法の場合．
※切削・研磨器具は，p.3参照．

金属床義歯の製作

〔製作順序〕

❶ 作業用模型の製作

① 真空練和器を用いて石膏を練和する．
　〈　　　　　〉石膏【　　　　　　】（　　　）g，
　水（　　　）ml，練和時間（　　　）秒

② バイブレーターを用いてゴム陰型に石膏泥を注入する．

③ 石膏硬化後（　　　分後），ゴム陰型から取り出す．

④ 不要な部分をトリミングする．

❷ 床外形線の記入

「全部床義歯」の製作方法に準ずる．

金属床義歯

Check Point!
設計はろう義歯を完成させてから行う（「全部床義歯」の製作方法に準ずる）．ろう義歯の試適が終わってから金属床の設計をするのが基本である．

❸ 設 計

1 フィニッシュラインの設計

① 〈　　　　　　　　〉を用いて，ろう義歯の硬口蓋から歯槽堤へ移行する部分にラインを印記する（外側フィニッシュライン）．

② 印記したライン上に数カ所，〈　　　　　　　　〉で小孔を開ける．

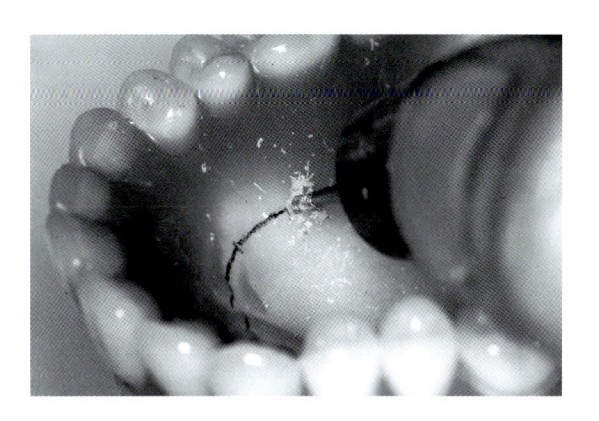

③ ろう義歯を作業用模型に戻し，小孔の位置を作業用模型に印記する．

④ 印記された点を結んで，金属床の外側フィニッシュラインとする．

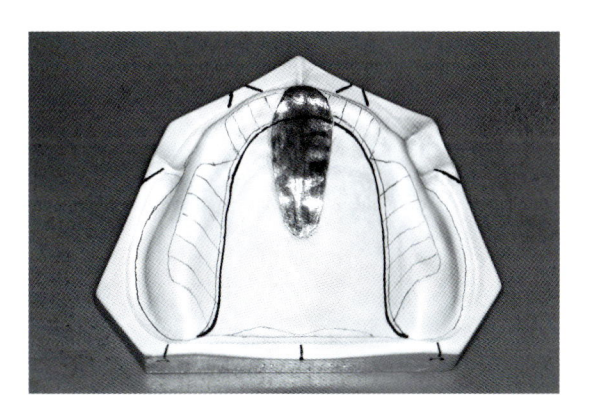

2 金属床外形線の設計

① 口蓋後方の外形は全部床義歯の床後縁と一致させる．

② 外側フィニッシュラインより（　　　　）mm歯槽頂側にラインを記入し，内側フィニッシュラインとする．

③ 歯槽頂より1mm外側までの範囲で維持格子の設計線を記入する．

金属床義歯の製作

④ ポストダムの付与またはビーディング

＜全部床義歯の場合＞

ポストダムを付与する（「全部床義歯」の製作方法に準ずる）．

＜部分床義歯の場合＞

金属床外形線の内側に〈　　　　　　　〉でビーディングを形成する．

> **Check Point!**
> 辺縁封鎖を行うためパラタルバー，ストラップ，プレートの辺縁に沿って作業用模型上に0.5～1mmの溝を形成する．これにより舌感がよくなる．

⑤ リリーフ，ブロックアウト

❶ リリーフ

＜全部床義歯の場合＞

1. 解剖学的なリリーフ

「全部床義歯」の製作方法に準ずる．

2. 維持格子部のリリーフ

① シートワックス（#　　　）を軟化し，維持格子より広く圧接する．

② 〈　　　　　　〉を用いて，内側フィニッシュライン上で作業用模型に対して直角となるように削除する．

③ シートワックス辺縁を作業用模型に溶着する．

④ ティッシュストップ部のシートワックスを削除し辺縁を溶着する．

⑤ 彫刻刀を用いて，維持格子の設計線をシートワックス上で軽くなぞる．

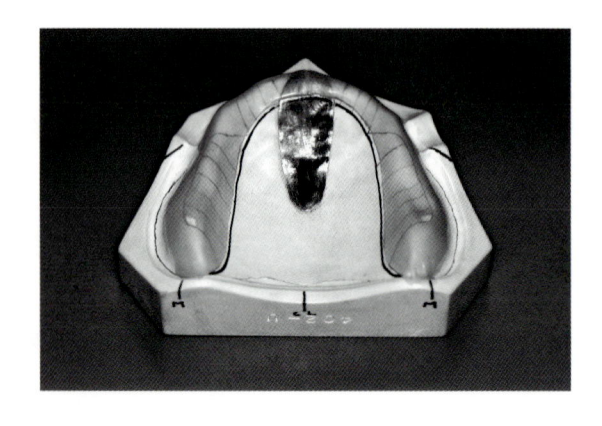

Check Point!

＜部分床義歯の場合＞

解剖学的なリリーフと維持格子部のリリーフは全部床義歯に準ずる．

1. バータイプクラスプのリリーフ

① 小連結子部にシートワックスを圧接する．

② 維持格子部のリリーフと小連結子部のリリーフの境を切除し溶着する．

2. 環状鉤のリリーフ

① シートワックスを支台歯（鉤歯）に圧接する．

② クラスプ下縁に沿ってシートワックスを切除し辺縁を溶着する．

❷ ブロックアウト

＜全部床義歯の場合＞

① 作業用模型上のアンダーカット部に，軟化したパラフィンワックスを圧接してブロックアウトする．

② ブロックアウトが不足している部分にワックスを盛り上げて調整する．

＜部分床義歯の場合＞

① 支台歯（鉤歯）の欠損側，残存歯舌側歯頸部，バークラスプの走行部にパラフィンワックスを盛り上げる．

② サベイヤーに作業用模型を取りつけ，サベイング時の着脱方向を再現する．

③ スピンドルにワックストリマーもしくはテーパートゥールを取りつける．

④ 盛り上げたワックス量を調整する．

⑤ その他，作業用模型上のアンダーカット部に軟化したパラフィンワックスを圧接してブロックアウトする．

金属床となる部分はブロックアウトしないようにする．

支台歯（鉤歯）でない残存歯部など，金属床に関係のない部分はできるだけブロックアウトすることで適合がよくなる．

金属床義歯の製作

❻ 複印象および耐火模型の製作

＜寒天印象法による場合＞

❶ 印象材注入

① 作業用模型を（　　　）℃の温水中に（　　　）分間浸漬する．

② 寒天印象用フラスコを（　　　）℃の温水中に（　　　）分間浸漬し温める．

③ 作業用模型表面の水分を除去した後，フラスク下部中央にセットする．

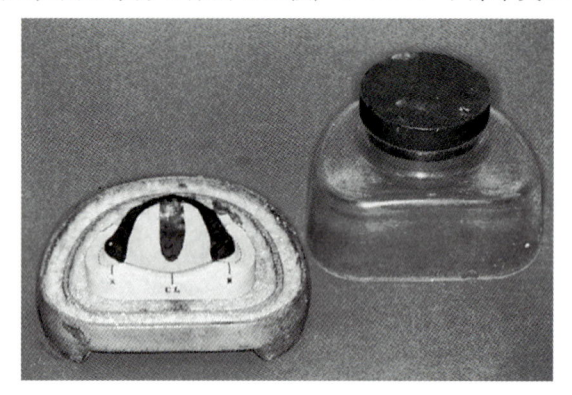

④ フラスク上部をセットし，寒天溶解装置から寒天印象材（40～50℃）を連続的に流し込む．

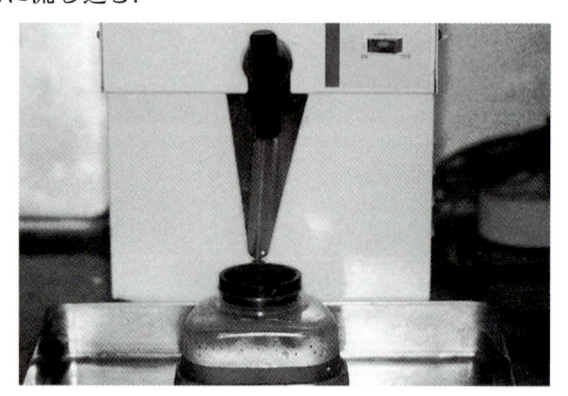

⑤ 寒天印象材を注入した後，表面が硬化するまで（　　　）分間放置する．

⑥ フラスク底部1/3まで水中に浸し，（　　　）分間冷却する．

⑦ フラスク全体を流水中に（　　　）分間浸漬する．

> **Check Point!**
>
> 作業用模型の温度が低いと，寒天印象材を注入している途中で硬化することがあるので，温水中で温める．

金属床義歯

Check Point!

❷ 耐火模型の製作

① 上・下フラスクを分離し，印象面と作業用模型との境界にエアを吹き込んで作業用模型を取り出す．

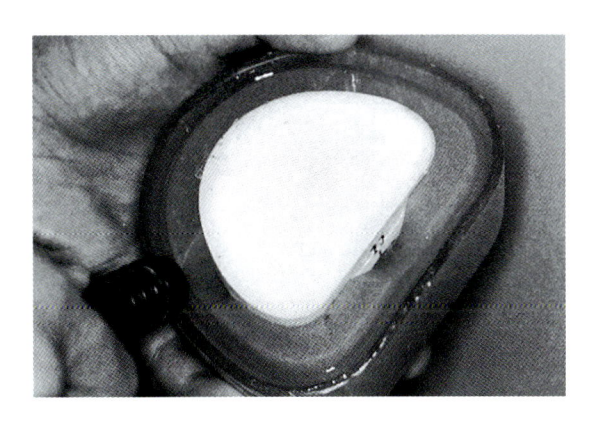

② 作業用模型を取り出した印象面に気泡や粗れがないかを点検し，エアで印象面の水分を除去する．

③ 耐火模型材を真空練和する．

　　耐火模型材【　　　　　　　　】

　　粉（　　　）g，液（　　　）ml，練和時間（　　　）秒

あとでスプルー線を下方植立する場合は，耐火模型材を注入した後にインレットリフォーマーを金属床の外形に接しないよう印象面に植立する．

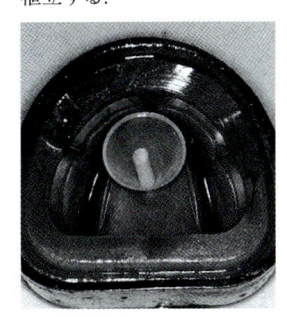

④ 耐火模型材を，気泡が混入しないよう印象面に注意深く注入する．

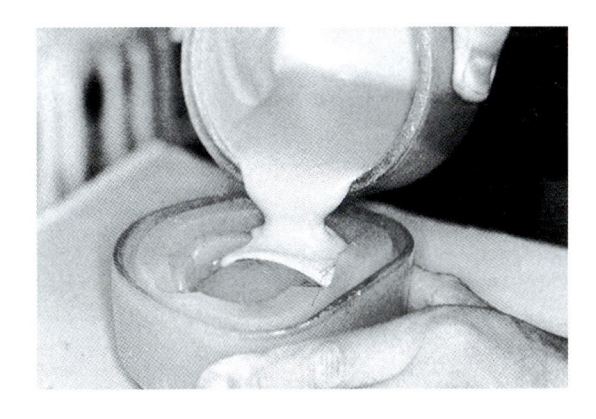

⑤ 硬化（　　　）分後，フラスクから耐火模型と印象を一緒に取り出す．

⑥ 印象材をナイフで切除しながら耐火模型を撤去する．

⑦ 耐火模型の基底面や側面をモデルトリマーでトリミングする．

金属床義歯の製作

＜シリコーン印象法による場合＞

1 印象材注入

① 作業用模型をフラスク枠より 5 mm 以上離した位置にセットする．

　　フラスク【　　　　　　　】

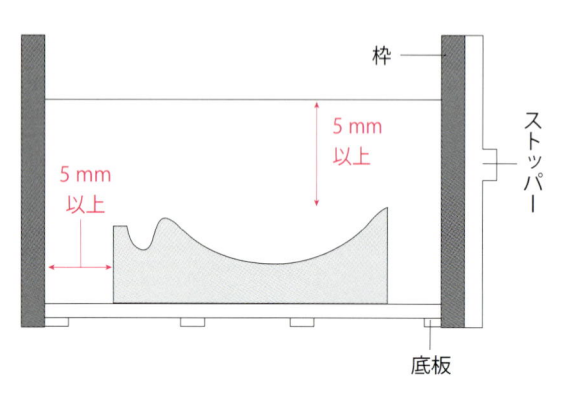

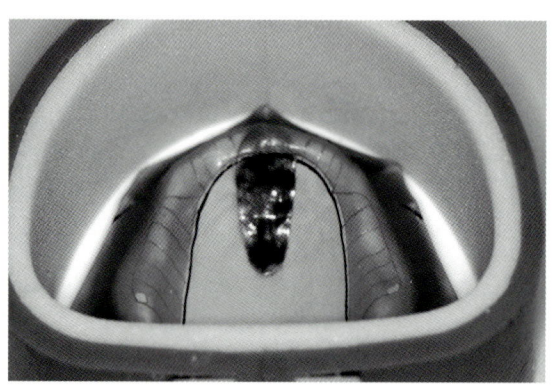

② シリコーンゴム印象材を練和する．

　　シリコーンゴム印象材【　　　　　　　】

　　ベース（　　　）g，キャタリスト（　　　）g

　　練和時間（　　　）分

③ シリコーンゴム印象材を，フラスクより 20～30 cm の高さから作業用模型の最高部より 5 mm 以上の位置まで糸状に静かに注入する．

④ シリコーンゴム印象材の注入から（　　　　）分後，作業用模型を取り出す．

⑤ シリコーン印象の底になる部分の辺縁にできたバリをはさみなどで削除する．

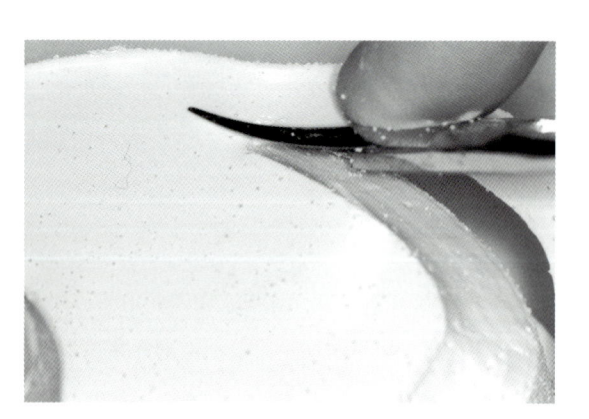

注入を終えたシリコーンゴム印象材の上面は耐火模型材硬化時には底面となる．そのためその部分が平面でないと硬化時にシリコーンがたわんだ状態となり，精度のよい耐火模型が得られなくなる．

シリコーンゴム印象材を注入し硬化する前に，表面の気泡を除去する．

シリコーンゴム印象材を注入した後，表面張力により枠と接する部分にバリができるので，それを除去する．

金属床義歯

2 耐火模型の製作

① 界面活性剤を印象面に塗布する．

　　界面活性剤【　　　　　　　】

② 耐火模型材を真空練和する．

　　耐火模型材【　　　　　　　】

　　粉（　　　）g，液（　　　）ml，練和時間（　　　）秒

③ 耐火模型材を，気泡が混入しないように印象面に注意深く注入する．

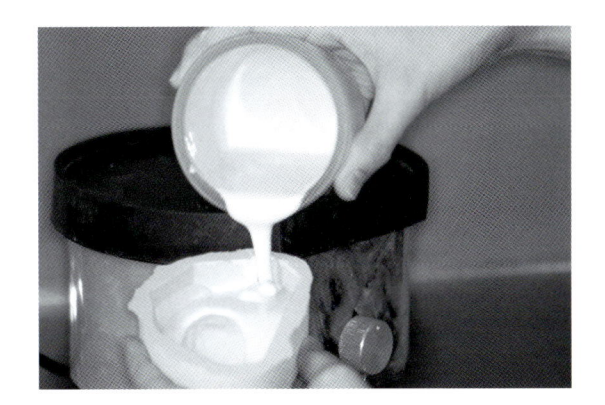

④ 注入の終わったシリコーン印象を平らな場所に置き，耐火模型材を硬化させる．

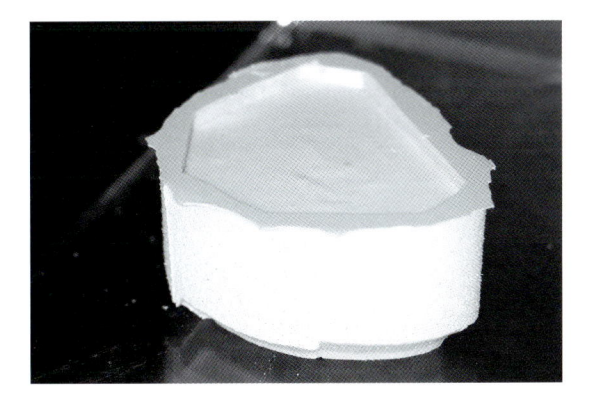

⑤ 耐火模型材硬化（　　　）分後，印象から耐火模型を取り出す．

⑥ 耐火模型基底面や側面をモデルトリマーでトリミングする．

Check Point!

耐火模型材の重量によりシリコーンがたわむことがあるので，陰型底面より広いガラス板などの平らな場所に設置して硬化させる．

金属床の適合が悪くなる理由の1つとして，耐火模型材（リン酸塩系埋没材）の不十分な練和があるので注意する．

金属床義歯の製作

7 耐火模型の表面処理

「部分床義歯 Ⅳ-a 鋳造鉤」の製作方法に準ずる．

> **Check Point!**
>
> 耐火模型を表面処理する場合は耐火模型を十分乾燥させる必要があるが，湿潤状態の耐火模型でも表面処理が可能な材料があるので，その場合はメーカー指示に従う．

8 設計線の複写

耐火模型に薄く写った作業用模型の設計線を複写する．

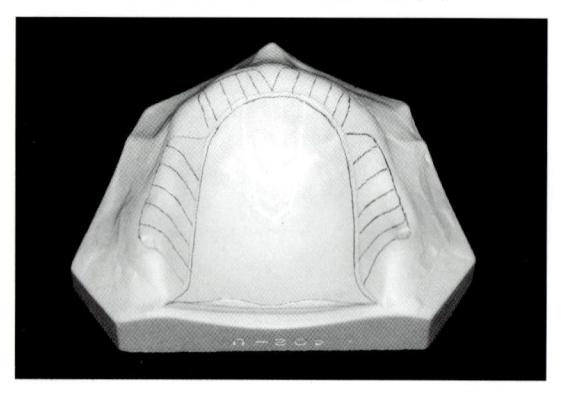

> 維持格子部は，耐火模型に毛引き線として描写されているので，そこを複写する．

9 ワックスアップ

1 口蓋部のワックスアップ

① リリーフ辺縁部に〈　　　　　　　〉を盛り上げ，耐火模型にスムーズに移行するように調整する．

② 内側フィニッシュライン部のステップ部に〈　　　　　　　〉を盛り上げ，耐火模型にスムーズに移行するように調整する．

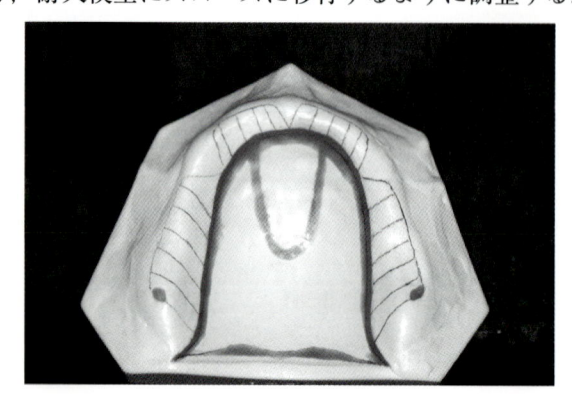

164

金属床義歯

Check Point!

③ ティッシュストップ部およびポストダム部にワックスを盛り上げ，耐火模型と移行させる．

④ 口蓋部片側にシートワックス（#　　　）を圧接し，正中部および内側フィニッシュラインより1mm外側で切除する．

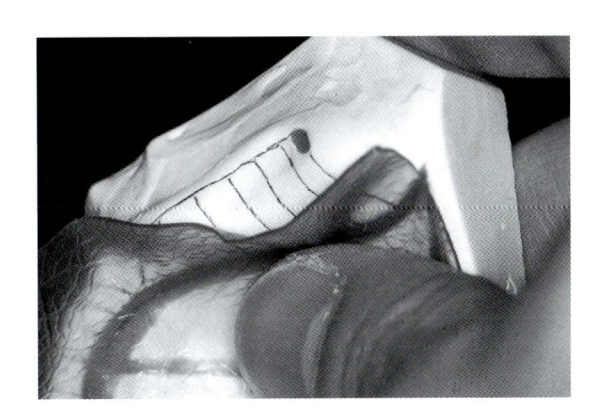

⑤ 反対側も同様に圧接して切除する．

⑥ 正中部で合わさったシートワックスを耐火模型に溶着しながらつなげる．

⑦ シートワックスの床後縁部を外形線上で切除する．

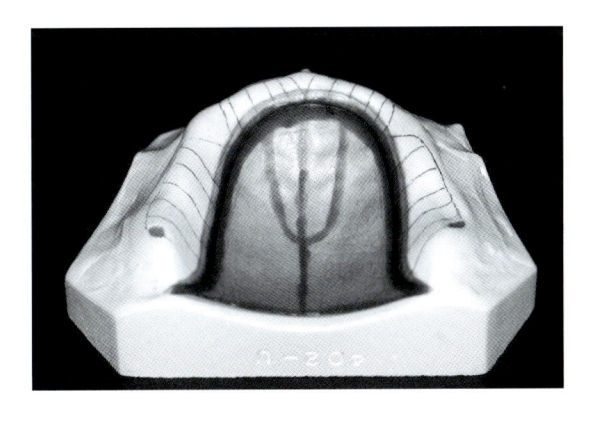

⑧ シートワックスを耐火模型に溶着する．

口蓋部にシートワックスを圧接する場合，1枚で圧接すると厚さが不均一となりやすいため分割して圧接する．

金属床義歯の製作

❷ 維持格子部のワックスアップ

① 既製のパターンや線鋳造用ワックスなどを用いて，維持格子部のワックスアップを行う．

② ティッシュストップ部のワックスと維持格子部のワックスを溶着する．

③ 口蓋側に圧接したシートワックス辺縁と溶着する．

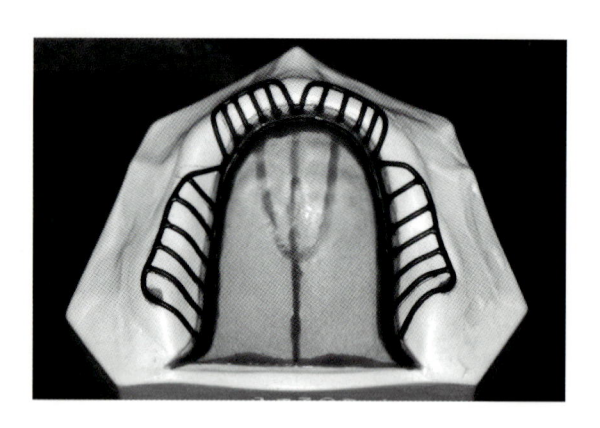

❸ フィニッシュライン部の処理

① 線鋳造用ワックスを手指で曲げて，外側フィニッシュライン上に置く．
線鋳造用ワックス【　　　　　　】

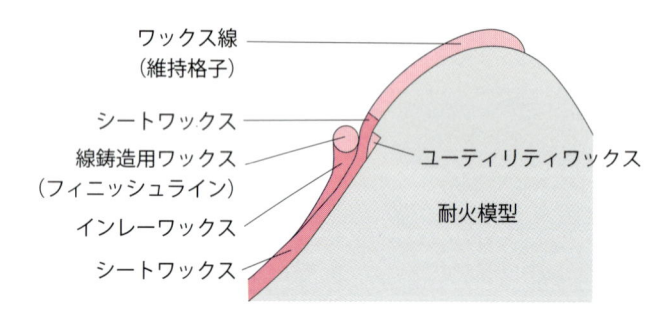

ワックス線（維持格子）
シートワックス
線鋳造用ワックス（フィニッシュライン）
インレーワックス
シートワックス
ユーティリティワックス
耐火模型

② 線鋳造用ワックスの口蓋側にインレーワックスを盛り，シートワックスに線鋳造用ワックスを固定する．

③ 線鋳造用ワックスと口蓋部が移行するように，盛り上げたインレーワックスを形態修正する．

④ 線鋳造用ワックスの維持格子側をシートワックスと溶着する．

⑤ アルコールトーチを用いてワックスの表面を滑らかに仕上げる．

金属床義歯

Check Point!

スプルー線に傷状の鋭利な凹みがあると，鋳造時の金属の流れで埋没材の破折により金属床内に埋没材が入るのでスプルー線は滑らかに仕上げる．

プラスチックリングの上縁がクルーシブルフォーマーの半分の高さと同じになるようにする．

鋳造方法によってスプルー植立のデザインが変わるので指示に従う．

⑩ スプルー線の植立

① 線鋳造用ワックスを用いてスプルー線を植立する．

② スプルー線の端にクルーシブルフォーマーを取りつける．

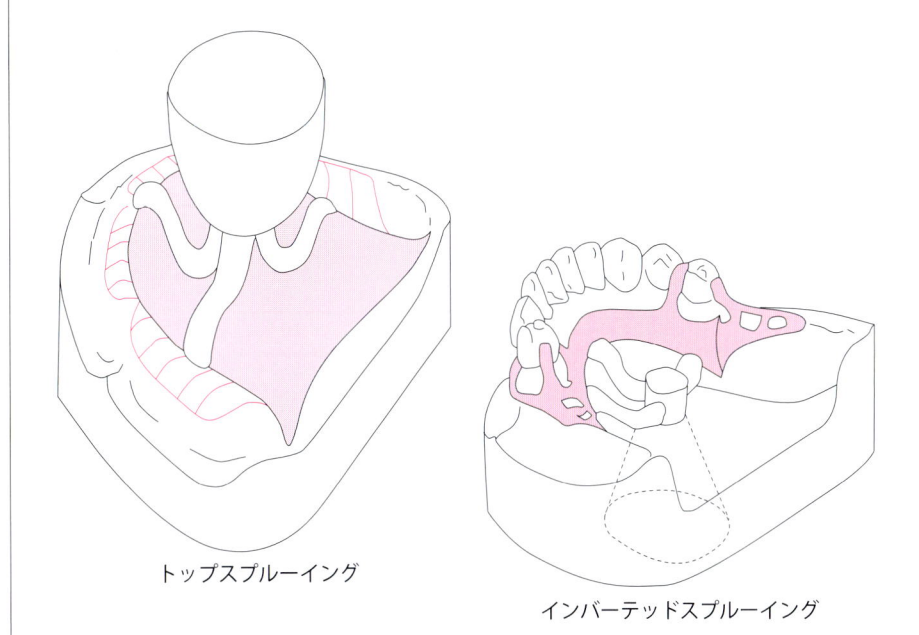

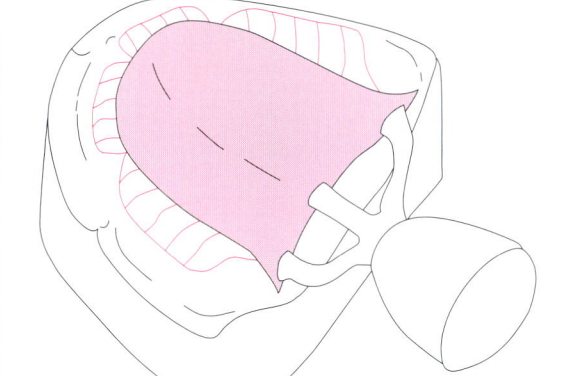

トップスプルーイング

インバーテッドスプルーイング

ポステリアスプルーイング

金属床義歯の製作

⑪ 埋　没

＜2回埋没法の場合＞

① ワックスパターンに界面活性剤を薄く塗布する．

② 埋没材を真空練和する．
　　埋没材【　　　　　　　】
　　粉（　　　）g，液（　　　）ml，練和時間（　　　）分

③ 小筆を用いて，ワックスパターンを一次埋没する．

④ プラスチックリングにワックスパターンを埋没する．

⑤ 埋没材硬化（　　　）分後，円錐台，プラスチックリングから鋳型を取りはずす．

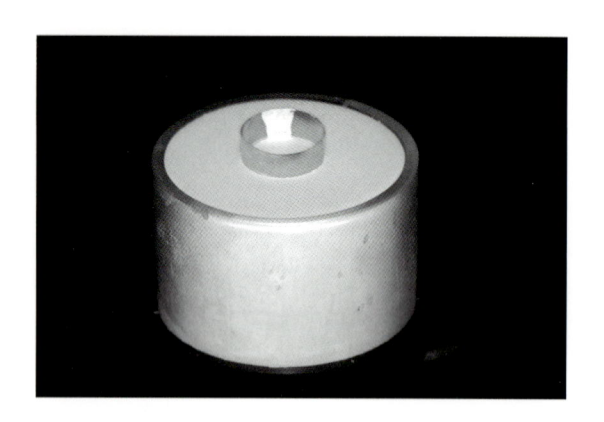

⑥ クルーシブルフォーマーを取りはずす．

⑦ 流水下で鋳型の周辺，クルーシブルフォーマー周辺の角を面取りする．

＜加圧埋没法の場合＞

① ＜2回埋没法の場合＞の①，②と同じ操作を行う．

② プラスチックリング内にワックスパターンを設置する．

③ 気泡の混入に気をつけて，埋没材を注入する．

④ 加圧器内（　　　kgf/cm²）に（　　　）分間入れて硬化させる．

⑤ ＜2回埋没法の場合＞の⑤〜⑦と同じ操作を行う．

> **Check Point!**
> 加圧埋没法を行う場合，シートワックスと耐火模型に圧接不良があると，加圧時にシートワックスが破れることがあるので，圧接は十分に行う．

12 流ろう

埋没完了1〜2時間後に乾燥，焼却を行う．焼却（流ろう）スケジュールは指示に従う．

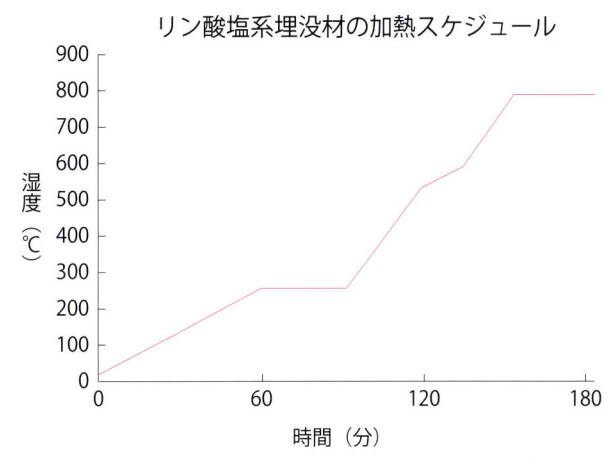

リン酸塩系埋没材の加熱スケジュール

（全国歯科技工士教育協議会編：最新歯科技工士教本 歯科理工学．医歯薬出版, 東京, 2016. より改変）

> 鋳型の体積が大きいので，温度の上昇や係留は時間をかけて行う．

13 鋳 造

① 指示どおりに鋳造を行う．

② 鋳造後，（　　　）分間放冷する．

使用金属	鋳造機	熱源	鋳造方法

金属床義歯の製作

14 研 磨

1 粗研磨

① 石膏鉗子を用いて,鋳造体を変形させないように注意しながら埋没材や耐火模型材を除去する.

② 金属床用サンドブラスターを用いて,埋没材,耐火模型材,酸化被膜を完全に除去する.

③ セパレーティングディスクでスプルー線を切断する.

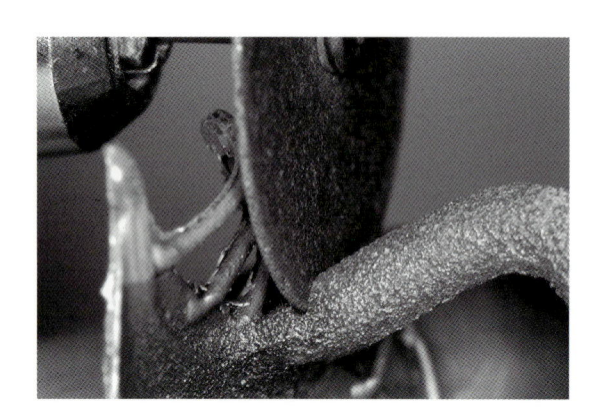

> **Check Point!**
>
> セパレーティングディスクを装着する高速レーズはトルクが高いので手指を切らないように軍手などを用いる.

④ 金属床用ホイールなどを用いて,スプルー線切断面を形態修正する.

⑤ 粘膜面に気泡などの突起物がある場合は〈　　　　　〉で取り除く.

⑥ 〈　　　　　〉で全体の形態修正をし,〈　　　　　〉で表面の粗研磨を行う.

> 研削や研磨操作では金属部が高温になるので,水などで冷却させながら作業する.

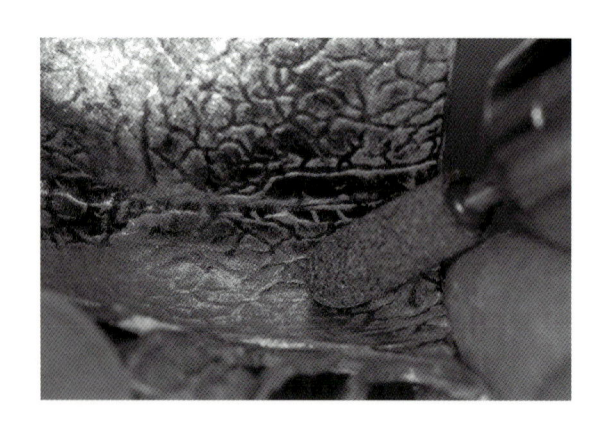

⑦ 形態修正が終わったらもう一度サンドブラスト処理し,作業用模型で適合状態を調べる.

金属床義歯

Check Point!

電解研磨溶液は酸溶液なので決して素手では取り扱わない．

❷ 電解研磨

① 電解研磨機を（　　　）V，（　　　）Aに設定する．

② 電極を金属床は＋，対極は－に設置し，電解研磨溶液中で（　　　）分間通電する．

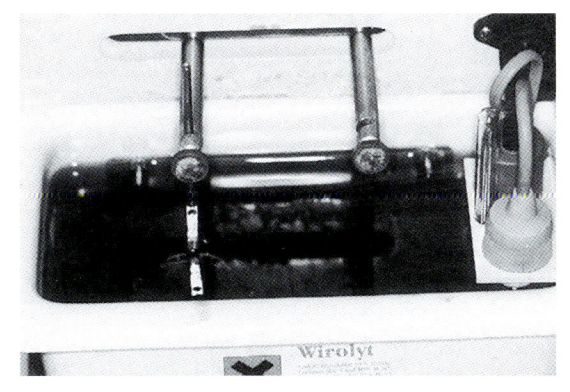

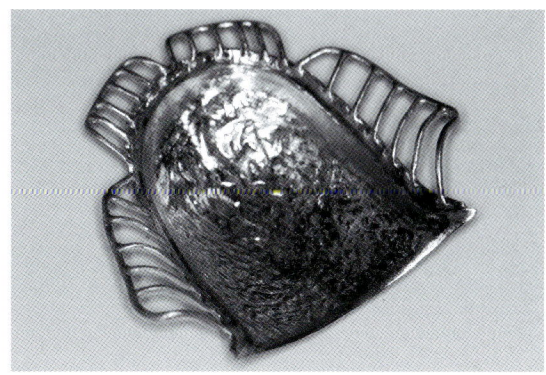

❸ 仕上げ研磨

① 技工用エンジンや高速レーズを用いて，ラバーホイール，ラバーポイントで研磨を行う．

② 金属専用つや出し材を用いて，硬毛ブラシで表面を研磨する．

③ フェルトホイールを用いて，最終研磨を行う．

④ 超音波洗浄器を用いて鋳造体の洗浄を行う．

⑤ 作業用模型でブロックアウトおよびリリーフしたワックスを熱湯で流ろうし，適合状態を確認する．

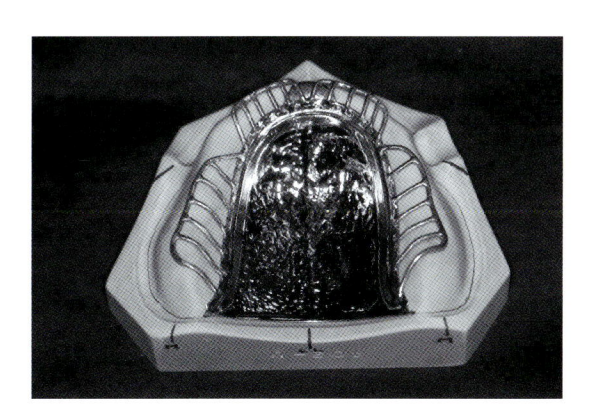

参考文献

全部床義歯

1) 全国歯科技工士教育協議会編：歯科技工士教本　有床義歯技工学（Ⅰ）. 医歯薬出版, 東京, 1976.
2) 林都志夫：最新全部床義歯アトラス. 医歯薬出版, 東京, 1975.
3) 阿部晴彦：図説総義歯の臨床テクニック. 書林, 東京, 1976.
4) 河邊清治：臨床総義歯学. 永末書店, 京都, 1972.
5) 阿部晴彦：図説総義歯の臨床的ラボワーク. 書林, 東京, 1977.
6) 根本一男：歯科技工全書　全部床義歯. 医歯薬出版, 東京, 1971.
7) 医歯薬出版編：歯科技工講座（1～7）. 医歯薬出版, 東京, 1968～71.
8) J. B. Sowter：Dental Laboratory Technology Prosthodontic Techniques.
9) Navy Training Course：Dental Technician Prosthetic.
10) 上條雍彦：口腔解剖学. アナトーム社, 東京, 1971.
11) 津留宏道ほか：コンプリートデンチャーテクニック. 医歯薬出版, 東京, 1974.
12) 中沢　勇ほか：金属床義歯の臨床. 医歯薬出版, 東京, 1971.
13) 津留宏道ほか：ハノー咬合器を用いた総義歯の実際. モリタ, 1974.
14) 全国歯科技工士教育協議会編：歯科技工士教本　有床義歯技工学／全部床義歯技工学. 医歯薬出版, 東京, 1994.
15) 全国歯科技工士教育協議会編：新歯科技工士教本　有床義歯技工学. 医歯薬出版, 東京, 2007.
16) 全国歯科技工士教育協議会編：最新歯科技工士教本　有床義歯技工学. 医歯薬出版, 東京, 2017.

部分床義歯

1) 三谷春保：可撤性局部義歯学. 医歯薬出版, 東京, 1976.
2) 三谷春保：Removable Partial Denture Work. 1976.
3) 中沢　勇：部分床義歯学. 永末書店, 京都, 1969.
4) 尾花甚一：歯科技工全書　部分床義歯. 医歯薬出版, 東京, 1973.
5) 岩澤忠正ほか：歯科技術ハンドブック. 文京書院, 東京, 1973.
6) 尾花甚一ほか：パーシャルデンチャーの臨床. 医歯薬出版, 東京, 1977.
7) J. Osborneほか, 奥野善彦ほか訳：オズボーン　パーシャルデンチャー. 医歯薬出版, 東京, 1972.
8) 医歯薬出版編：歯科技工講座（1～7）. 医歯薬出版, 東京, 1968～71.
9) 医歯薬出版編：歯科臨床技術講座（補綴）. 医歯薬出版, 東京, 1971.
10) 河邊清治：線鉤. 日本歯科評論社, 1970.
11) 歯科理工学会編：歯科鋳造に関する諸問題. 医歯薬出版, 東京, 1969.
12) 全国歯科技工士教育協議会編：歯科技工士教本　有床義歯技工学／部分床義歯技工学. 医歯薬出版, 東京, 1994.
13) 全国歯科技工士教育協議会編：新歯科技工士教本　有床義歯技工学. 医歯薬出版, 東京, 2007.
14) 全国歯科技工士教育協議会編：最新歯科技工士教本　有床義歯技工学. 医歯薬出版, 東京, 2017.

有床義歯技工
歯科技工学実習トレーニング　　　　　　　　　　　　　ISBN 978-4-263-43342-3

2011年4月1日　第1版第1刷発行
2025年1月20日　第1版第6刷発行

編　者　関西北陸地区歯科
　　　　技工士学校連絡協議会

発行者　白　石　泰　夫

発行所　医歯薬出版株式会社
〒113-8612　東京都文京区本駒込1-7-10
TEL.（03）5395-7638（編集）・7630（販売）
FAX.（03）5395-7639（編集）・7633（販売）
https://www.ishiyaku.co.jp/
郵便振替番号 00190-5-13816

乱丁，落丁の際はお取り替えいたします．　　　　印刷・永和印刷／製本・皆川製本所
© Ishiyaku Publishers, Inc., 2011. Printed in Japan

本書の複製権・翻訳権・翻案権・上映権・譲渡権・貸与権・公衆送信権（送信可能化権を含む）・口述権は，医歯薬出版(株)が保有します．
本書を無断で複製する行為（コピー，スキャン，デジタルデータ化など）は，「私的使用のための複製」などの著作権法上の限られた例外を除き禁じられています．また私的使用に該当する場合であっても，請負業者等の第三者に依頼し上記の行為を行うことは違法となります．

JCOPY ＜出版者著作権管理機構　委託出版物＞
本書をコピーやスキャン等により複製される場合は，そのつど事前に出版者著作権管理機構（電話03-5244-5088, FAX 03-5244-5089, e-mail:info@jcopy.or.jp）の許諾を得てください．